看透高血压

编者：刘雪峰

学苑出版社

图书在版编目（CIP）数据

看透高血压/刘雪峰编著. －北京：学苑出版社，2009. 3

ISBN 978－7－5077－3234－4

Ⅰ. 看… Ⅱ. 刘… Ⅲ. 高血压－治疗 Ⅳ. R544. 105

中国版本图书馆 CIP 数据核字（2009）第 022119 号

责任编辑： 付国英　周乙龙
封面设计： 陈欣
出版发行： 学苑出版社
社　　址： 北京市丰台区南方庄 2 号院 1 号楼
邮政编码： 100079
网　　址： www. book001. com
电子邮箱： xueyuan@ public. bta. net. cn
销售电话： 010－67675512、67678944、67601101（邮购）
经　　销： 新华书店
印 刷 厂： 河北省三河灵山红旗印厂
开本尺寸： 850×1168　1/32
印　　张： 5
字　　数： 140 千字
印　　数： 1－3000 册
版　　次： 2009 年 5 月第 1 版
印　　次： 2009 年 5 月第 1 次印刷
定　　价： 16. 00 元

目　录

第一章　高血压是怎么回事

第二章　为什么会得高血压

第三章　高血压的临床表现和分类

第四章 高血压的治疗方法

第五章　高血压的预防与自我保健

第一章　高血压是怎么回事

一、了解我们的血压

所谓血压，就是指在血管中流动的血液，对血管壁所作用的力量。

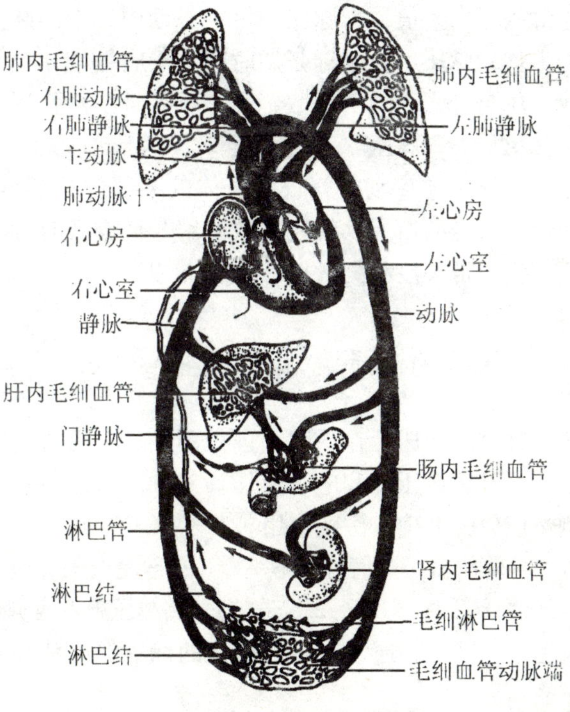

图 1－1 血液循环示意图

血液积满于心脏后，心脏就收缩，然后再把血液放出，因心脏缩紧而放出的血液带有冲击力，所以血管会感受到冲击的压力，这就是血压。

（一）收缩压与舒张压

动脉血压随着心室的收缩和舒张而发生周期性的变化。

血压有两种状态，一种是收缩压，一种是舒张压。这两种状态是由于心脏的收缩与扩张而产生的。所谓收缩压，就是心脏收缩将血液送出时，血管所受到的压力，又称作最高血压。所谓舒张压，则是指心脏存放血液时的血压，也称作最低血压。

血压以收缩压/舒张压毫米汞柱（千帕）的记载方式表示。收缩压与舒张压的差值称为脉压。每一心动周期中动脉血压的平均值称为平均动脉压，由于舒张期时间长于收缩期，故平均动脉压不是收缩压与舒张压的平均数，而是更靠近于舒张压，一般大约等于舒张压加1/3脉压。

若血压有异常的变动，就表示身体的某部位有了不良状况。所以，知道了血压的情况，就能大致了解身体健康与否，也就是说，我们需要经常关注和测量自己的血压。

（二）血压的测量

血压大都是用血压计在手臂上进行测量。常用的血压计有汞柱式血压计、弹簧血压计和电子血压计三种。一般说来，汞柱式血压计测量值较为准确，医院多用。

正常人两臂的血压测值可能不一样。一般是右侧臂血压较左侧臂高10～20毫米汞柱（1.3～2.6千帕），高血压患者两侧臂血压差比正常人更大。因此，通常规定测血压的标准部位是右上臂肱动脉处。

测量血压时，被测者坐着或躺卧，手臂裸露伸直搁在桌上或床边，**上臂位置要和心脏在同一水平线上**，手臂弯处垫一个小枕头，将橡皮气袖缚在被测者上臂，气袖的下缘距臂弯处至少2厘米。捆缚的松紧应该适当，要求以能塞进一个手指为宜。将听诊器头置于袖带下肘窝肱动脉搏动处，不能压得太紧，否则会影响声音传导。然后给充气带迅速充气，待触到手腕桡动脉搏动消失后，再加压30~40毫米汞柱左右，然后放松气阀，缓慢放气，使压力逐渐下降。当听到清晰的第一次搏动音时，即为收缩压读数，继续放气，搏动音消失时的读数即为舒张压值。

假如没有听筒的话，也可用手按诊来测定血压。方法是当气袖放气时，用中间3个手指按住桡动脉的脉搏，脉搏开始是摸不到的，当第一次触到脉搏时那一瞬间的血压计的读数，就是收缩压。但是按诊法不能测出舒张压。通常按诊的收缩压要比听诊的收缩压低5~10毫米汞柱（0.7~1.3千帕）。

一般而言，一个月大概只量三次即可，也可每天分早、午、晚三次测量，但是不要因测量的结果高低不同而忧喜不定，对血压如此敏感会使脑神经衰弱。

测量的结果很重要，所以一定要记录下来或作个图表，且在就医时一定要带上，然后注意其结果和医生测量结果的差异，如果能在图表上或者是在笔记上把家里所发生的事情记下来，这对于了解血压上升的原因也会很有帮助。

但是，特别应该指出的是，即使血压有过高或过低的现象，也不可随意妄下判断，有的人不和医生商量，就随便买降压剂服用，这是很愚蠢的行为。因为降压剂多半都会有副作用，是不可随便服用的，一定要遵从医生指导。

（三）测量血压的注意事项

1. 成年人用的气袖的宽度要求12.7厘米。使用时应该均匀固定地缠在手臂上，不可折叠起来捆缚，也不可过紧过松，以服帖为度。听诊器不能压得过重，也不能压在袖带底下测量。

2. 一律测右臂肱动脉，以坐位血压为准。测时上臂不要被紧小的衣袖所压迫，手掌向上但不要握拳，手臂的高度应相当于心脏的高度。

3. 测量前情绪要稳定，疾行或运动后应静坐休息 15 分钟，不要紧张，更不必恐慌，否则都会影响血压。

4. 如是初次测量，且测得的血压值很高，应休息 1 小时后再行测量。

5. 每次测血压，必须连续测 2 次。若 2 次舒张压相差 4 毫米汞柱（0.5 千帕）以上，则须测至连续 2 次舒张压相差在 4 毫米汞柱（0.5 千帕）以内时为止，取平均值为准。

二、高血压

血压因体格的大小、年龄的差异、男女的分别而有不同，不过经过多人长期的研究后，现在已有大致的标准。

（一）正常血压

联合国世界卫生组织（WHO），为了要获得世界性的血压基准，曾经召集了世界各国的相关学者共同研究讨论，终于制定出血压正常与异常状态的标准，一般称之为“WHO 基准”，现为世界各国所适用。

人的正常血压为收缩压在 139 毫米汞柱以下，舒张压在 89 毫米汞柱以下。

（二）低血压

低血压为收缩压在 100 毫米汞柱以下，舒张压在 60 毫米汞柱以下。

低血压和高血压都会受天生体质遗传的影响。此外，生活环境也是一个重要的因素。

（三）临界高血压

临界高血压为收缩压在140～150毫米汞柱之间，舒张压在90～94毫米汞柱之间。

当一个人受到某种刺激时，血压容易升高至临界高血压状态。此外，在从正常血压转变为高血压的过渡时期，也会出现临界高血压状态。

所以，如果你此刻正处于临界高血压的状态，就必须特别留意，及时进行调整或治疗，不要使之转变成高血压，而要努力使其回复到正常血压状态。很多人就是因为不注意自己的健康状况，血压到了临界状态还不警觉，以至于逐渐恶化而成为高血压。

按照WHO基准，收缩压或舒张压只要有一个属于临界高血压的范围，就被列为临床高血压，这是应该特别注意的一点。

（四）高血压

高血压为收缩压在160毫米汞柱以上，舒张压在95毫米汞柱以上。

应该特别指出的是，如果收缩压是164毫米汞柱，舒张压是80毫米汞柱，或收缩压是130毫米汞柱，舒张压是100毫米汞柱等情形，都应被列入高血压的范围。也就是说，一个人的收缩压或舒张压只要有一项属于高血压的范围就应认为是高血压。

此项WHO基准已经将年龄、体格、男女等差异因素考虑进去，所以成年人可直接依此基准对自己的血压进行判断。

第二章　为什么会得高血压

一、病因

高血压病的病因尚未完全确定，目前认为是在一定的遗传基础上，由于多种后天因素的作用导致正常血压调节机制代偿失调所致。高血压病与饮食结构、生活习惯密切相关，例如长时期饮食不当、肥胖、抽烟、酗酒、性格暴躁、缺乏适当运动等，都会导致高血压病的产生。现简要介绍几类，如能有效地进行控制或调节环节，则可明显地降低高血压病的发病率。

（一）遗传因素

高血压病是一种多因子遗传性疾病，其发病有较明显的家族集聚性。双亲均有高血压的正常血压子女（儿童或少年）的血浆去甲肾上腺素、多巴胺的浓度明显较无高血压家族史的对照组高，以后发生高血压的比例亦高。国内调查发现，与无高血压家族史者比较，双亲一方有高血压者的高血压患病率要高 1.5 倍，双亲均有高血压病者则高 2～3 倍。高血压病患者的亲生子女和收养子女虽然生活环境相同但前者更易患高血压。

（二）膳食和营养

膳食是影响血压高低的重要因素，膳食不当会直接诱发高血压病。

1. 钠盐摄入过量

摄入过量的钠能使血压升高。人体的钠主要取自于食盐。钠能吸引并保持血液中的水分，人体生理所需的钠，最低限量约为200～250毫克/每升，相当于650毫克食盐，即0.65克食盐。调查研究发现，一般人的食盐消耗量每天约为10～15克，这实际已超过生理需要量的若干倍。临床研究资料表明：降低食盐的摄入，能使高血压病患者的血压降低。根据世界卫生组织调查，我国人群日均摄钠量每增加1克，平均收缩压增高2毫米汞柱（0.267千帕），舒张压约增高1.7毫米汞柱（0.227千帕）。

2. 缺铬

动脉粥样硬化症与高血压病被认为是姐妹病，常相伴发生。现代医学研究证实：大、中动脉（包括小动脉在内）粥样硬化，其动脉壁可发生许多变化，如动脉内膜和中层变厚，胶原蛋白、弹性蛋白、脂质和钙含量增加，内膜表面不规则和内膜下间隙的细胞浸润。上述病理改变可导致大、中动脉，以及小动脉变硬、弹性减退、舒张顺应性下降，从而导致收缩压逐步升高，脉压差增大，（逐步形成）高血压病。

缺铬是导致动脉粥样硬化的主要原因。有资料报道，在一些以粗粮为主食，即常吃粗面粉、吃蔗糖不多的国家，动脉粥样硬化就比较罕见。而且当铬的补偿足够充分时，动脉粥样硬化的症状会明显地改善。

所以，要避免动脉粥样硬化（包括伴同发生的高血压），最有效的方法是预防。注意多吃粗粮、粗面粉，少吃精米、精面粉；多吃红糖，少吃精制糖（如白糖等），可避免机体缺铬。

3. 高镉

高血压病是美国和其他一些国家最常见的慢性病之一，又是某些（但不是所有的）原始地区中最罕见的疾病之一。这个现象已引起了科学家们的高度关注。在所进行的动物实验研究中，只有喂饲镉的那些动物出现了与高血压患者完全一样的症状，即心脏扩大、肾血管病变、血压升高以及动脉粥样硬化等。研究发现，镉积聚在人和大鼠的肾脏、动脉和肝脏内，在这些组织中镉干扰着某些需要锌的酶系统。镉对肾组织比锌更有亲和力，因而能置换锌，这样就改变了依靠锌的那些反应。而且，镉也能被血管结合。研究结果肯定：肾脏内镉含量与锌含量的比例变化是引起原发性高血压病的一个直接原因。

过于精制的食物、通过镀锌铁管（白铁管）的自来水、污染的空气等是高镉的主要来源。

4. 缺钙

有学者在研究报告中指出，降低日常膳食中钙的摄取量会引起高血压。该学者使用计算机，对 10372 人作营养成分与血压关系的研究，这些人的年龄范围为 18 ~ 74 岁。结果表明，降低膳食中钙、钾、维生素 A 和维生素 E 的摄入，都能引起血压的升高，且一贯低钙的膳食是造成高血压的重要原因。

5. 脂肪摄入过多

高血压病与肥胖有密切联系，在膳食中过多摄入脂肪也会引起血压升高。药理研究表明：脂肪能使红细胞黏附在一起，从而使它们在通过血管时产生很大的阻力，而且，过量的脂肪也会使血压控制机制产生变化。当摄入的脂肪量降低后，血压也就会随之下降。

（三）不良生活习惯

1. 吸烟

吸烟与不吸烟者的高血压患病率有显著差别。吸一支烟后有时收缩压可增加 10～25 毫米汞柱（1.33～3.33 千帕），每分钟心搏可增加 5～20 次。有学者研究发现，**对血压影响最大的是尼古丁**，它可以兴奋血管运动中枢，引起小动脉血管痉挛、血管壁脂肪沉积，并使小动脉收缩，从而增加血流阻力，导致血压升高。有关报道还表明，纸烟的烟雾中也含有相当多的镉，其中大部分被摄入体内。对于血压不稳定的非高血压病患者（如临界高血压），吸烟后其收缩压有时竟可以上升 30 毫米汞柱（4 千帕）。值得高度警惕的是，吸烟者极易发生恶性高血压，其危险性为不吸烟者的 3 倍。

2. **酗酒**

饮酒超过一定限度时，可致血压升高。美国学者通过长期观察得出的结论是：每日饮酒精 32 克以上者，其收缩压较不饮酒者高 5 毫米汞柱（0.667 千帕），舒张压高 2 毫米汞柱（0.267 千帕）。由此可见，少饮酒或禁酒是预防高血压的有效措施之一。有些人把酒视为琼浆玉液而狂饮无度，酗酒成性，其实这是非常有害的。因为饮酒过度不仅会导致高血压病，还会诱发高血压病的多种并发症。

3. **情绪波动**

许多人在外界的激发因素作用下，情绪波动会很大，或激动，或生气，或精神过度紧张。结果，由于神经系统及内分泌体液因素控制失调，血管壁中的平滑肌收缩力加强，从而引起周身小动脉的管径变窄，增加了血液流动的压力，从而导致血压增高。而且，高血压病本身也会产生情绪紧张和忧虑。有相当一部分高血压病患者经过心理监护，保持情绪的乐观稳定，其临床症状不仅得到改善，而且机体的抗病能力也提高了。

（四）职业和环境

从事须高度集中注意力工作、长期精神紧张、长期受环境噪声及不良视觉刺激者易患高血压病。

二、易患人群

高血压病是当今世界的流行病，具有患病率高、致残率高、死亡率高和自我知晓率低、合理用药率低、有效控制率低的“三高三低”特点。据流行病学统计，下列八种人特别易患高血压病。

（一）中、老年人

人到中老年易患高血压病，我国老年人群中60%以上患有明显的心脑血管病，其中由高血压病引起的相关性心血管病占绝大多数。全国每年有约150万人因高血压病引起脑卒中。

（二）爱激动，脾气暴躁的人

情绪激动、精神紧张的人，脾气暴躁的人，办事总爱瞻前顾后、反复思虑又难以下定决心的人，以及过于焦虑、从事脑力劳动和精神高度紧张的人，都容易罹患高血压病。而且这类人群如患高血压病，药物治疗效果往往欠佳。

（三）超重和肥胖的人

肥胖不但可以引起高血压病，而且也易诱发冠心病、胆囊炎、关节炎等诸多全身性疾病。肥胖者预防高血压病最有效的方法是有规律地参加运动，适当控制饮食。

（四）饮食过咸的人

北方人易患高血压病，其原因之一就与饮食过咸有关。食盐的主要成分是氯化钠，吃得过咸会导致机体钠盐过多，血管阻力增加，心血管负担加大，促使血压升高。

（五）嗜好吸烟的人

吸咽是诱发高血压病、冠心病最大的危险因素。长期大量吸烟可使心率增快，血压增高。精神紧张和 A 型性格吸烟者，心血管意外事件和心肌梗死发生率比正常人高 2～4 倍。

（六）长期过量饮酒的人

近年来证实，长期大量饮酒，尤其贪杯易醉者，常常合并高血压病、肥胖、高脂血症和高血糖。

（七）生活懒散、缺少运动的人

晚间不睡、早晨不起，或通宵达旦无节制娱乐的人，易患高血压病。

（八）血糖、血脂升高的人

糖尿患者发生动脉硬化和高血压病的机会比正常人高 30 倍。糖尿病与高血压病并存，则患脑卒中及心肌梗死的危险性比正常人高 2～4 倍；高血脂尤其是低密度脂蛋白水平升高的程度，与高血压病、冠心病、心肌梗死的发生率成正比。

综上所述，只要我们注意调节生活方式，改变不良习惯，高血压病就会远离我们。

第三章　高血压的临床表现和分类

一、高血压的分类

医学上，根据引起高血压的原因不同，将高血压分为原发性高血压与继发性高血压两大类。

（一）原发性高血压

原发性高血压的发病原因尚不完全清楚。据统计，有90%~95%的高血压患者属于原发性高血压病。对于原发性高血压是否为疾病，专家们的意见不一。

原发性高血压大多数在开始的时候，并不会对身体造成明显的影响。但是，如果不加以科学治疗以后会逐渐出现高血压所特有的症状。实践证明，原发性高血压是心血管病中最常见的一种慢性病。它患病率高，且常引起心、脑、肾等重要器官的损害，是脑血管病（如中风）、冠心病及肾功能减退的重要致病因素，严重危害着人们的健康和生命，是医学界重点防治的疾病之一。

（二）继发性高血压

继发性高血压是伴随某些疾病在其发展过程中产生的，又称为症状性高血压。症状性高血压仅仅是某种疾病的一个症状，所以当原发病治愈后，血压也就随之下降。这种高血压最常见的致病原因是肾脏疾病，如急性肾炎、慢性肾炎、肾动脉狭窄；内分泌疾病，如原发性醛固酮增多症及柯兴氏综合征，以及长期服用强的松等药物。

二、高血压的临床表现

在高血压患者中，大约有90%的患者属于原发性高血压，这类高血压逐渐发展会引起血管和其他脏器的病变。因此，可以大致从自我感觉性症状和临床检查指标两方面对高血压清病情进行判断。

（一）原发性高血压

1. 自我感觉

高血压常易出现的自我感觉大致有头痛、头晕、头重、耳鸣、腰酸、肩痛、心悸、气喘、手脚麻痹等。下面简要作一介绍。

（1）头痛、头重

感到头痛、头重并不能肯定就是高血压或脑出血所致，因为头痛的原因相当多，诸如感冒、睡眠不足、饮酒过量或吸入二氧化碳等。然而，高血压引起头痛的情形颇为常见，同时也是显示高血压进展程度的重要症状。

高血压所引起的头痛，多半是后脑部有疼痛感，有时还会感到恶心、想吐。所以患高血压的人若有这些症状，就得请医生治疗。

此外，若频频感到头痛或头痛十分厉害，就应特别注意。因为这往往是良性高血压转化为恶性高血压时特有的症状。遇到这种情形时，还会感到恶心，并引起呕吐。

(2) 晕眩

高血压引起的晕眩，女性较多见。然而不论男女，因高血压而感到晕眩时，都不至于严重到使身体失去平衡感。

如身体失去平衡感，导致步行困难或感到天旋地转，当注意可能是脑出血的征兆。

同时需注意，疲劳和其他疾病也会引起晕眩，例如耳半规管的疾患便可导致晕眩。

出现高血压的晕眩和半规管的晕眩区别在于，前者只是有一点头晕、目眩的感觉，而不像半规管疾患导致的晕眩会使人失去平衡而站立不稳。

(3) 耳鸣

高血压所引起的常见症状之一便是耳鸣。不过，其他原因也能引起耳鸣，如中耳炎、脑动脉硬化、贫血、过度疲劳、睡眠不足、酗酒等。

由中耳炎等耳疾所引起的耳鸣，仅会发生于患侧单耳。所以若双耳都有耳鸣时，注意考虑其他因素。

由高血压或脑动脉硬化等引起的耳鸣，便是发生于双耳的。而原本就有高血压的人，因过度劳累或睡眠不足引起耳鸣的情况也屡见不鲜。

(4) 心悸、气喘

所谓心悸，就是自己感觉到心脏跳动的情形和平常不同，且多伴随有气喘的发生。

心悸和气喘的主因是心脏的功能障碍、肺功能不充分、血管异常及血液问题。

由高血压引起的心脏肥大、心扩张、心机能不全，或由冠状动脉硬化所引起的狭心症、心肌梗死等，都会使心脏的功能出现异常，而容易发生心悸、气喘。

不过有些情形不应该视为疾病现象，如病刚好的人或胖人做运动后也会有心悸和气喘的现象发生。此外，抽烟或饮酒过度也会有这种症状。

(5) 手脚麻木

高血压患者常有手尖、脚尖麻木的现象。所以，有的人在早上醒来或是偶尔出现这种现象时，就会担心自己是否罹患了高血压。

其实，能引起这种症状的，并不一定是高血压，也可能只是短暂的生理现象而已。

因高血压而引起的手脚麻木并不是单纯的手脚麻木，大半的运动系统也会发生麻痹，当然也会出现轻微的知觉麻痹，但绝非是暂时性的。所以，短时间内症状不会消失，逐渐发展到最后可能导致半身不遂。

2. 临床检查指标

高血压可引起动脉硬化，以及心脏、肾脏等器官的病变。

(1) 小动脉硬化

高血压容易引起动脉硬化，也有理论认为是因为动脉硬化才导致高血压的发生。高血压和动脉硬化互相影响、互为作用。

一般所说的动脉硬化是指大动脉的粥样硬化。此外，小动脉也会发生硬化。

小动脉硬化是动脉中膜的纤维性组织坏死所致，会有出血和血栓现象的发生。

高血压是导致肾脏、脾脏、胰脏、脑的动脉发生硬化的主要原因。

(2) 眼底动脉硬化

想要明了高血压的症状，就必须知道眼底动脉的变化。所以眼底动脉检查是高血压检查中不可缺少的一个项目。

眼底动脉与脑的细动脉有密切关联。所以，只要查看眼动脉的变化，即可推断脑的细动脉是否异常。

由眼底动脉的变化可推测高血压的程度，分为无高血压性变化，以及第一期、第二期、第三期、第四期等。

无高血压性变化这是属于正常的状态，眼底动脉毫无异常改变。

(3) 冠状动脉硬化

心脏做规则的收缩，将血液输送到身体各部分。可是，心脏本身亦需要血液，而供给心脏（心肌部分）血液的器官便是冠状动脉。如果冠状动脉发生硬化，血液流通受阻，就无法供给心肌所必需的血液量。

此外，罹患高血压病后，心脏的负担会加大，以至左心室出现肥大，如果尚未超过负荷，则不会出现明显症状。可是如果高血压继续恶化，心脏超过了负荷程度，就会发生心衰。

有时候除了发生上面的情形外，还会突然出现血液不足，以致心脏缺氧。这时候心脏会有疼痛的现象，这便是狭心症。情况严重的话，动脉的一部分会被完全堵塞，血液运行不畅，养分无法送达心肌，导致心肌组织坏死，这就是所谓的心肌梗死。

(4) 肾脏病变

高血压症和动脉硬化会严重影响到肾脏的功能，这大致都发生在末期。高血压病会导致肾脏的动脉发生硬化，有甚者组织便会坏死，从而导致肾脏没有办法发挥它的功能，体内的废物便会囤积在血液中而引起尿毒症。

肾脏机能发生障碍，会有口渴的现象，必须喝大量的水才能消除口渴，不过，尿量也随之增加，特别是夜间的排尿次数更频，这是因为肾脏已丧失缩尿的功能。

肾脏发生病变会有头昏、头痛、恶心、食欲不振和疲惫等症状，最后会陷入尿毒症的痛苦状态而导致死亡。

（二）继发性高血压

继发性高血压，又称为症状性高血压。症状性高血压的临床症状、体征、并发症和后果与原发性高血压非常相似。因此，当原发病的其他症状不多或不太明显时，易误诊为高血压病。但症状性高血压与原发性高血压病的治疗方法不尽相同。有些症状性高血压的原发病是可以治愈的，治愈后血压亦随之恢复正常。因此在临床工作中，症状性高血压与原发性高血压的鉴别对及时正确地治疗很重要。

（三）肾性高血压

肾性高血压主要是由于肾脏实质性病变和肾动脉病变引起的血压升高。

肾性高血压的临床表现主要是原发疾病的症状和体征，高血压的表现只是其中一部分。但有时也可由于其他症状和体征不显著而使高血压成为主要的临床表现。肾性高血压患者的临床表现因原发病病因的不同而有所差别。因此，要注意病因的鉴别诊断。

1. **急性肾炎性高血压的表现**

症状轻微的时候，大部分患者都没有什么感觉，接受尿液检查时才得知自己得了肾炎。不过，此时一般都会出现脸部浮肿的现象，特别是上眼睑的浮肿会更显著，再加上头痛、呼吸不畅、尿量减少，有时候会有尿中带血的现象。所以，应做尿液检查，确定尿中是否含有蛋白质和血液，以便做正确的治疗。而此时，患者的收缩压和舒张压都比平常高。

急性肾小球肾炎性高血压的临床表现特点有：①发病前多有链球菌等致病菌或病毒感染史，有发热、水肿、血尿，严重者并发心力衰竭或高血压脑病；②尿检查有尿蛋白、红细胞等；③血中非蛋白氮、尿素氮可略高；④X线检查可见心脏普遍增大；⑤静脉肾盂造影常因肾小球滤过率明显降低而不能显影；⑥眼底检查视网膜有动脉痉挛、水肿等；⑦有血压升高所引起的头晕、头痛、耳鸣、目眩等症状。

2. 慢性肾炎性高血压的表现

轻微的慢性肾炎，脸部浮肿的情形并不明显。不过，其血压比平常高，所以，会有心悸或呼吸不畅的现象。

因慢性肾炎而罹患高血压的人，如果不正确治疗，病情会急剧恶化，容易引起浮肿、呼吸困难、贫血、尿毒症、心功能障碍、脑出血等症状。

慢性肾小球肾炎所致的症状性高血压的临床特点有：①患者既往有急性肾小球肾炎的病史；②反复出现蛋白尿、水肿、低蛋白血症、贫血和氮质血症；③患者有明显的贫血、血浆蛋白降低和氮质血症，而视网膜病变并不明显；④蛋白尿和显微镜下血尿出现在高血压之前，蛋白尿持续存在而血压增高并不显著；⑤静脉肾盂造影显示，造影剂排泄延迟和双侧肾影缩小等，此点有利于慢性肾小球肾炎症状性高血压的诊断。

慢性肾小球肾炎所致症状性高血压虽然有以上的特点，但与高血压病的鉴别有时并不容易，相对比较隐蔽，在血压显著升高或发生肾功能衰竭时就更不容易与三期高血压病或急进型高血压病相鉴别。它们均可能有肾功能衰竭的表现，尿中有尿蛋白、红细胞，出现氮质血症和视网膜动脉硬化、出血、视神经乳头水肿等病变。所以，临床遇到高血压的患者应注意鉴别诊断，以便针对病因进行治疗。

第四章　高血压的治疗方法

一、高血压的非药物治疗

非药物治疗是高血压的基础治疗，主要通过改善不合理的生活方式，降低致病危险因素水平，进而使血压下降。对于 1 级高血压患者，仅通过非药物治疗就有可能使血压降至正常水平；对于必须接受药物治疗的 2、3 级高血压患者，非药物治疗可以提高药物疗效，减少药物用量，从而降低药物的副作用，减少治疗费用。

（一）非药物治疗的原则

非药物治疗是高血压的基础治疗，应终身进行。除高血压急症和继发性高血压之外，均应在开始药物治疗前首先应用，或与药物治疗同时应用。

非药物治疗要与患者的日常工作和生活条件相结合，遵循具体化、个体化原则。在逐步落实非药物治疗的同时，针对患者存在的各种不合理生活方式进行全方位干预。

非药物治疗要持之以恒，养成习惯。

(二) 非药物治疗的具体内容

1. 合理膳食

(1) 限盐

食盐摄入量应逐步减至每日6克以下(普通啤酒盖去掉胶垫后,1平盖食盐约为6克)。这里所指的食盐量包括烹调用盐及其他食物中所含钠折合成食盐的总量。

(2) 限制饮酒

最好不饮酒,如饮,则每日饮酒量折合酒精为15克,相当于白酒50克或红酒100克或啤酒350毫升。

(3) 多吃新鲜蔬菜水果

每日吃新鲜蔬菜不少于400克,水果不少于100~200克。

(4) 增加膳食中钙、钾摄入

我国人群膳食普遍低钙、低钾,应增加含钙、钾高的食物。如豆、奶制品,新鲜深绿色蔬菜,水果,海带,木耳,香菇等。

(5) 减少膳食脂肪,适量增加优质蛋白质

我国14组人群的研究表明,每人每天摄入的动物蛋白质热量百分比每增加1个百分点,收缩压及舒张压均值分别降低0.9及0.7毫米汞柱。故建议减少摄入含脂肪高的猪肉,增加含蛋白质较高而脂肪较少的禽类及鱼类,多吃豆类及其制品。

(6) 注意事项

应结合患者膳食习惯中存在的问题有针对性地进行膳食指导,不能千篇一律。改善膳食习惯不是一朝一夕之功,应鼓励患者逐步改善,不可急于求成,应以患者能够适应为度。

2. 控制体重

我国10组人群研究表明,基线时BMI(BMI是一个国际肥胖标准,1998年美国国家 卫生部正式提出,即Body Mass Index,又称为体重指数,公式为体重(千克)/身高(厘米)2。在欧美国家,通常BMI在25以下为正常,25~30之间为超重,如果大于

30则为肥胖。但是，亚洲国家也各自根据国民的身体素质、体型和体格做了相关的调研，最后确定当BMI值小于18.5时，属于体重过低，发生与肥胖相关疾病的危险性较低；在18.5~22.9之间属于正常体重；大于23时就算超重）数值每增加1时，5年内发生高血压的危险增加9%；而减重10%就可使胰岛素抵抗、糖尿病、高脂血症、高血压和左心室肥厚得到明显改善。

（1）减重目标

BMI<24；腰围：男性<85厘米（相当于2尺6寸），女性<80厘米（相当于2尺4寸）。

（2）减重措施

控制和减少膳食脂肪和总热量的摄入；增加体力活动量，增加热量的消耗。必要时采取药物治疗。

（3）注意事项

BMI介于24~27.9（超重）者以控制饮食和增加体力活动等非药物治疗措施为主；BMI≥28（肥胖）者如非药物治疗措施效果不理想，可考虑在医生指导下加用减肥药物（不是保健品）辅助治疗。

减重速度因人而异，以每周0.5~1千克为宜。初步减重不要超过原体重的15%，且不要采用通过极度饥饿来达到迅速减重的目的。

3. 进行有规律的体育锻炼

高血压病患者不适宜晨练。因为清晨，尤其是冬季及深秋、初春的清晨，气温较低，寒冷的空气刺激可促使血管收缩，会加重高血压病，甚至诱发脑卒中。所以，高血压病患者早起后只宜参加室内活动，不宜到户外晨练。提倡高血压患者把锻炼时间改在下午4~5时进行力所能及的户外活动。

（1）散步

散步几乎对所有的高血压病患者均适用，即使对高血压病伴有心、肾、脑并发症者也能收到良好的治疗效果。

散步又称为慢走，分为慢速每分钟60~70步、中速每分钟

80~90步、快速每分钟90步以上，每小时步行4千米三种。

对于合并心、脑、肾病变的高血压病患者，选择快速散步应慎重。

散步的同时可进行有节奏的摆臂扩胸动作，以增加胸廓活动，调整呼吸。

在空气比较清新的户外进行轻松而有节奏的散步，能使大脑皮质处于紧张状态的细胞得以放松，促进血液循环，缓解血管痉挛，促使血压下降，并可减肥、降血脂，减少或延缓动脉粥样硬化的发生；还可消除疲劳，促使心情舒畅，缓和神经、肌肉和血管的紧张，是一剂良好的镇静剂，能直接或间接地起到降低血压作用。

散步时间可选择在清晨、黄昏或睡前进行，每天1~2次，每次10~30分钟。

（2）慢跑

慢跑和散步、急行等运动一样，既不需要任何体育设施，又不需要特殊技术指导，所以参加慢跑的老年人越来越多。目前，世界上正出现一股“跑步热”。美国每4个人当中就有1人在坚持每天慢跑5千米。

慢跑可以减肥，能增强心肺功能，降低血脂，促进血液循环扩张血管，降低血压，减少高血压病合并心、脑、肾病变的发病率。

高血压病患者进行慢跑运动前，应略微减少一些衣裤，等身体发热之后再减去一层衣裤，忽然的过凉过热均对病情不利。慢跑之前，应先进行准备活动3~5分钟，如先做片刻徒手体操或步行片刻，以使心脏及肌肉、韧带逐渐适应一下，再逐渐过渡到慢跑。

慢跑的正确姿势是两手微微握拳，上臂和前臂弯曲成90度左右，上身略向前倾，全身肌肉放松，两臂自然前后摆动，两脚落地应轻，一般应前脚掌先落地，并用前脚掌向后蹬地，以产生向上向前的反作用，有节奏地向前奔跑。如在泥土地、塑胶跑道上进行慢跑，也可采用全脚掌落地的方法，这样下肢不易疲劳。慢跑时最好用鼻呼吸，如果鼻呼吸不能满足需要时，也可口鼻并用，但嘴巴不宜张得过大，同时用舌尖顶着上腭，以减少冷空气对气管的刺激。呼吸的频率因人而异，不可人为地屏气。慢跑结束后，应及时用干毛巾擦汗，穿好衣服，若洗浴的话需休息15分钟后进行。

根据病情的轻重、血压的高低、体格的好坏、耐力的大小不同，而采用不同的慢跑速度，也可采取慢跑与步行交替的方法，以不喘粗气，不觉难受，不感头昏，能够耐受来掌握慢跑速度和慢跑的距离。慢跑结束前，应逐渐减慢速度，或改为步行，切忌突然静止不动，这样容易使慢跑时集中在四肢的血液难以很快循环到大脑和心脏，导致心、脑暂时性缺氧而出现头晕、眼花、恶心呕吐。

高血压病患者是否适合慢跑，不能一概而论。经观察，慢跑肯定是一种有效的自然疗法。但对于有心、脑、肾并发症及年龄过大的高血压患者，不宜提倡慢跑运动。

（3）降血压体操

体操是一种运动量适中、节律缓和、动作松弛的体育疗法项目，比较容易坚持，十分适合高血压病患者。

上肢运动

预备：直立，两臂自然下垂。

动作：①两臂前平举；②两臂上举；③两臂侧平举；④还原成预备姿势。

注意：两臂始终要伸直。

扩胸运动

预备：直立，两臂自然下垂。

动作：①两臂胸前平举后振，同时左脚向左侧出一步；②上体向右转90度，同时两臂侧平举后振，两脚不移动；③还原成①的姿势；④还原成预备姿势。

注意：上体转动时两腿必须伸直，两脚不能移动；后脚跟不能离地。

提臂呼吸

预备：分腿直立，与肩同宽，两臂自然下垂。

动作：①两手掌心向上，两臂弯屈，逐渐上提至下颌处，同时吸气（用鼻吸气）；②两手翻掌，掌心向下徐徐下按，同时用口呼气。

注意：动作要缓慢均匀，呼吸自然，节奏可按呼吸自由掌握，以感觉舒适为宜。

踢腿运动

预备：直立，两手叉腰。

动作：前踢腿。①左腿屈膝上提，同时绷脚面；②向前下方踢左腿；③还原成①的姿势；④还原成预备姿势。整个动作换右腿再做一次。

后踢腿。①左腿屈膝向后踢；②还原成预备姿势；③右腿屈膝向后踢；④还原成预备姿势。整个动作重复一次。

内踢腿。①左腿屈腿向内踢；②还原成预备姿势；③右腿屈膝向内踢；④还原成预备姿势。整个动作重复一次。

外踢腿。①左腿屈膝向左外侧踢；②还原成预备姿势；③右腿屈膝向右外侧踢；④还原成预备姿势。整个动作重复一次。

注意：踢腿时上体要保持直立不动。

摆动呼吸

预备：左臂胸前平举，右臂侧平举，分腿直立。

动作：吸气时，重心向左移，左腿弯屈同时两臂经下向左上方摆至左臂斜上举，右臂胸前平屈，左腿伸直重心落于左腿右腿伸直，脚尖点地；方向相反，再做一次。

体侧屈呼吸

预备：分腿站立，两臂自然下垂。

动作：①吸气时上体左侧屈，同时右臂屈肘，右手沿身体右侧上提；②呼气时还原成预备姿势。整个动作换方向再做一次。

注意：体侧屈时身体不能扭转。

马步呼吸

预备：分腿直立，稍宽于肩，两臂自然下垂。

动作：①吸气时两臂弯屈上提，两手掌心向上，再逐渐伸直上举；②呼气时双手翻掌，掌心向外，两臂经侧平举下落，同时两腿逐渐弯屈成半蹲；③再吸气时两臂弯屈上提，两手掌心向上，再逐渐伸直上举，同时两腿逐渐伸直；④还原成预备姿势。

注意：动作要缓慢，节奏可自由掌握。

弓步击掌

预备：分腿直立，稍宽于肩，两臂屈肘握拳于腰侧。拳心向上。

动作：①上体向左转 45 度，面向左前方成弓步。同时右手翻掌（手指向上）向前方推出，左手握拳于腰侧；②还原成预备姿势；③同①，但方向相反；④还原成预备姿势。

注意：手掌推出时上体要保持直立，后腿伸直。

上托下按

预备：两臂屈肘于胸前，掌心相对（左手在上，右手在下），两手相距 1 尺左右，拇指和其他四指微微分开。分腿直立，稍宽于肩。

动作：①右手向上穿掌至右臂上举成托掌，同时左手向下按掌至后下方按（指尖向左，上体保持直立），同时屈右膝向右移动重心成右弓步；②同①，但左右相反。

注意：两臂要尽量伸直，上托下按时要向两头撑开。

立位呼吸

预备：自立，两臂自然下垂。

动作：①提起脚跟同时呼气；②脚跟放下同时呼气。

注意：吸气要缓慢自如，呼气要自然。

（4）太极拳

太极拳为我国特有的武术项目，是传统健身体育疗法的一种，它简单易学，动作缓和，呼吸自然，不受时间、地点的限制，对防治高血压病有良好的疗效，深受广大高血压病患者欢迎。

研究发现，太极拳疗法可使肌肉放松，血液循环加快，心脏负担减轻，心脏功能增强，血管松弛，从而促使血压下降。所以，太极拳疗法在治疗高血压病的自然疗法中占有重要地位。有学者观察，高血压病患者打完一套太极拳之后，收缩压可以下降10～15毫米汞柱（1.3～2.0千帕）。

太极拳疗法的要领有以下几点。

心里安静 练习太极拳，首先要心静，思想上排除各种杂念，全神贯注，专心练拳。此即古人所说的“心静”、“神静”。

身体放松 练拳过程中必须身体放松、精神放松，以减少机体的生理负担，减少疲劳，协调动作，轻便自如，上要沉肩坠肘，下要松腰松胯，躯体不得僵直板滞。

含胸拔背 含胸，指胸部略微内收而不挺直；拔背，指脊背的伸展，能含胸自能拔背，使气沉丹田。

呼吸自然 呼吸应均匀、自然。一般说来，吸气时动作为开、提、收；呼气时动作为合、沉、伸，避免屏息。呼吸自然均匀，有利于气沉丹田。

腰为中轴 练太极拳的各种动作，必须以腰为中轴，腰部应始终保持中正直立，虚实变化均以腰部为轴心进行转动，所以练拳时腰宜正直放松。

以意导体 太极拳的各种动作必须在意念引导下进行，即在大脑支配下练拳。用意念引导动作，用意念引导呼吸，用意念引导精气（神气）。

周身协调 练拳过程中要尽量使上肢、下肢、躯体各部位协调运转。身架高低要始终如一，在“起势”时便要决定高、中、低，各种动作应上下相随，前后呼应，一动百动，周身协调，速度均匀。

连绵自如 整套太极拳动作应连绵不断，轻柔自然，由脚而腿到腰，要手随足运，足随手运，一气呵成，做到意到、眼到、身到、手到、步到，一个动作的结束，恰好是下一个动作的开始，似行云流水，连绵不断。

分清虚实 初练太极拳的主要步法应分清虚实。例如，全身重心坐于右腿，右腿为实，左腿为虚。练拳时，左虚则右实，右虚则左实，分清虚实，才能步履稳健，转动灵活。

(5) 手旋转健身球

健身球是深受群众欢迎的民间健身体育用品，俗称为铁球。

健身球运动最早流行于我国河北省保定地区，所以当地曾流传“保定府有三桩宝，铁球、面酱、春不老”的民谣。

铁球、玉球、玻璃球、石球均适合进行健身球运动，但以保定生产的机械成型、球内空心、膛内一发音簧及金属小球的抛光金属铁球为最佳。

早在清代，健身球就开始传到东南亚，受到当地华侨和外国朋友的喜爱。近几年来，健身球运动的国际交往日益增多，已经传入日本、美国、英国、德国、法国、马来西亚、新加坡等28个国家和地区，被外国朋友誉为“东方健身之瑰宝”。

健身球要用手掌旋转，所以又称“掌旋球”。健身球运动为什么能降低血压呢？其机制是经常用手旋转健身球，通过健身球对手少阴心经的少府穴和手厥阴心包经的劳宫穴的刺激，可疏通经络，调节神经功能，解除精神紧张，促使身心疲劳恢复，有利于血压下降。空心健身球在旋转时可发出高低相间的悦耳的叮咚声，对大脑是一种良好的刺激，也有利于解除大脑紧张，促使血压下降；经常旋转健身球，不仅可以使经络保持疏通，气血保持通畅，还可以使血管扩张，微循环改善，从而调节心血管功能，促使血压下降。

目前，锻炼健身球的花样不断翻新，玩球的技艺不断提高。现将几种常见的锻炼方法整理如下。

摩擦旋转法 即球体与球体紧贴，相互旋转的方法。可分为正旋转和反旋转两种，右手顺时针方向，左手逆时针方向的旋转称为正旋转；右手逆时针方向，左手顺时针方向的旋转称为反旋转。摩擦旋转主要依靠五个指头的发力、屈伸和收展来完成。熟练后，手掌平伸，仅运用五指的抖动，便能使球摩擦旋转，要求互绕盘旋时球体之间不能有空隙，不能发出碰撞的叮咚杂音，只允许出现轻微的摩擦声，球不能从手中滑落。

初练摩擦旋转者可先掌握单手双球摩擦顺旋转和反旋转，左右手交换练习；打好基础后，可逐步练习单手三球平行摩擦旋转、双手四球摩擦旋转、单手四球摩擦旋转等技艺。

离心旋转法 即两个球体于旋转时分离，在手掌边旋转的方法，也分为顺旋转和反旋转两种。此法比摩擦旋转难度大，需在熟练掌握好摩擦旋转后再学习此法。掌握好单手双球离心旋转后，再学习双球、四球离心旋转。

里外跳转法 即双球在手掌的“槽形”中上下翻动、互相跳越的方法，分为外向里跳转和里向外跳转两种。外向里跳转时用中指、无名指发力由外向里拨球，经中指尖从另一球上方跳越而过，里侧的球顺势便挤向外侧，这样便完成一次跳转动作；用大拇指和手掌发力，使掌心里侧的球从另一球上方向外跳越落入掌心。如此循环往复。称为里向外跳转。

横向跳转法 即双球在手指根部横向的互相跳越、上下转动的方法。拇指用力把一球挤向另一球，使另一球上升到该球上面，垂直后再用中指、食指把它向食指根部拨下，使二球横向互换位置，也可向相反方向跳转。如此循环往复，不停跳越。

带音节旋转法 即在双球旋转中有节奏地发出带上音节的相互碰撞声。在掌握离心旋转的基础上可以学习此法。先练习转圈，找出一个碰撞响声，继而再找二声、三声的碰撞点。反复练习，便能得心应手地掌握带音节旋转，增添锻炼的乐趣。

多球带转法 有“四球转三带一”、“五球转四带一”等方法。即三个或四个大球托在掌心，上面再放一个小一号的健身球，该球依靠下面三个球或四个球平行旋转力量的带动而出现自转，如同“大轮带小轮”一般。此法难度较大，且要有一定的基本功和较大的指力、腕力和臂力。

自由多变法 即指各种技艺娴熟后，锻炼健身球的方法自由多变，随心所欲，不拘一格。不少健身球高手左右两手玩球的个数可以不同，双手锻炼的方法常常各异，双手的锻炼方法往往变幻莫测，出神入化。

运用健身球防治高血压病，必须有恒心和耐心，坚持不懈，持之以恒，日久才能收效。美国一位医学博士认为，心血管系统的疾病，必须经过3年以上的锻炼，才能收到明显效果。笔者观察，采用健身球锻炼治疗高血压病，一般要半年以上才有作用。

4. 戒烟

吸烟是个很顽固的不良习惯，戒烟的难处在于其成瘾性，故不易戒断，且戒断后复吸率高。因此，应不断地对患者的戒烟效果进行巩固和强化。

药物治疗包括尼古丁替代治疗（NRT）、盐酸安非他酮等。

5. 减轻精神压力，保持心理平衡

（1）避免增加心理负担

部分高血压病患者发现血压增高后，思想负担很重，情绪极不稳定，终日忧心忡忡，结果反而使血压增高，病情加重；也有的患者出现消极沮丧、失去信心的不良心理，觉得自己给家庭和社会带来负担，成为“包袱”，不愿按时服药，也不肯在食疗、体疗等方面进行配合，消极等待“最后的归宿”；也有的患者因一时血压下降得不理想，便对治疗失去信心，变得焦躁不安，怨天尤人。

虽然目前对高血压病的治疗尚缺乏治本的方法，但若能避免增加心理负担，改变生活方式，自我进行安慰，家人多给予心理安慰和生活上的体贴，病情是可以控制的，并发症是可以减少的。

（2）保持心境平和、情绪乐观

人在紧张、忧愁、愤怒、悲伤、惊慌、恐惧、激动、痛苦、嫉妒的时候，可出现心慌、气急和血压升高，甚至导致脑血管痉挛或破裂脑卒中致死。所以，高血压病又称之为心身疾病。除了药物治疗、自然疗法之外，保持心境平和、情绪乐观十分重要。遇到不满意的人和事，要进行“冷处理”，避免正面冲突。遇事要想得开，切忌生闷气或发脾气。还应培养多种兴趣，多参加一些公益活动及文娱体育活动，做到笑口常开，乐观松弛。

(3) 纠正猜疑心理

有的高血压病患者一旦确诊高血压病之后，便把注意力集中在疾病上，稍有不适便神经过敏，猜疑血压是否上升了，是否发生并发症了，终日忧心忡忡；有的患者看了一些有关高血压病的科普读物，或报纸杂志上的科普文章，便把自己的个别症状及身体不适进行“对号入座”，怀疑自己毛病加重，对医生的解释总是听不进去，有时总是希望医生说自己病情严重，有点头晕头痛，便怀疑是否有脑卒中的危险，有点肢体麻木便断定是脑卒中先兆。疑虑越多，血压反而越高，病情反而加重，终日心烦意乱，无所适从。有的患者因为猜疑过多，对治疗失去信心，往往借酒消愁，借烟解闷，使原来不太高的血压骤然升高，使原本不太重的病情日趋加重。所以，建议高血压病应采取多种自然疗法，培养多种兴趣爱好，把对疾病的注意力进行转移，以逐步把血压降至正常范围或接近正常范围。

二、高血压的西医治疗

(一) 降压药物治疗原则

1. 小剂量开始

任何一种药物都应从小剂量开始以减少不良反应。如果患者对单一药物有较好反应，但血压未能达到目标，应当在患者能够很好耐受的情况下增加该药物的剂量或联合用药。联合用药也应从小剂量开始。

2. 合理的联合用药

合理的联合用药可以最大限度地降低血压，同时使不良反应减至最低。通常宜加用小剂量的两种或两种以上药物，目的是使几种药物都使用小剂量，从而尽可能减少不良反应。

3. 避免频繁换药

在治疗过程中不要频繁更换药物，但如果患者耐受性差，或用药4～6周后疗效反应很差，可换用另一种药物。

4. 24小时平稳降压

为了有效地防止对靶器官的损害，要求一天24小时内降压稳定，并能防止从夜间较低血压突然生高而导致猝死、脑卒中和心脏病发作。要达此目的，最好使用一天一次的具有24小时降压疗效的药物。其标志之一是降压谷峰比值>50%，即给药后24小时仍保持50%以上的最大降压效果。长效药还可增加治疗的依从性。

5. 个体化治疗

要结合患者实际，因人而异地确定治疗方案；同时兼顾患者并存的相关疾病及其危险因素。个体化治疗原则指用药因人而异。为患者选择适宜的药物应根据：各人血压水平，血压升高程度和急、缓，患者有无心血管危险因素，有无靶器官损害，有无心血管病、肾脏病、糖尿病等并发症，有无伴随疾病影响某种抗高血压药物的使用，联合用药的相互作用，药物降低心血管危险的证据有多少，患者长期治疗的经济承担能力等。

6. 阶梯疗法

在过去相当长的时间内，降压普遍使用的是阶梯药物疗法。世界卫生组织于1978年提出高血压病药物“阶梯治疗”方案。该方案具有治疗简化、副作用减少、因病施治、针对性强的特点。根据血压升高程度分阶梯治疗曾是世界各国广泛应用的方法。

（1）第一步，适用于轻型高血压

利尿剂（如双氢克尿塞）从排钠和减低血容量着手，或用β－受体阻滞剂（如心得安）以减低心肌收缩力、减慢心率、减低心搏出量，达到降压目的。一般用双氢克尿塞25毫克或普萘洛尔10毫克，日服3次。若无效（治疗8周血压不降），则进行第二步治疗。

(2) 第二步，可同时使用两种药物治疗

一般是利尿剂加β-受体阻滞剂，或用其中的任何一种，另加其他一种降压药如利血平或甲基多巴等，如利尿剂加利血平，或利尿剂加甲基多巴。或利尿剂加可乐宁，或β-受体阻滞剂（如心得安，或美多心安）加肼苯哒嗪。如用药4~8周后仍无效，则进行第三步治疗。

(3) 第三步，主要用于中、重度高血压患者

患者应严格限钠，每日钠盐5克，同时应用3种药物，如利尿剂加β-受体阻滞剂加血管扩张剂（如肼苯哒嗪），或利尿剂、β-受体阻滞剂和血管紧张素转化酶抑制剂三者联用。若用药2~4周后再无效，可改为第四步治疗。

(4) 第四步，主要适用于重度高血压或有并发症的高血压患者，多须入院治疗

一般应在72小时内将低压控制在110毫米汞柱以下，同时应用4种药物：利尿剂加β-受体阻滞剂、血管扩张剂、降压药。

在治疗中，血压得到适当控制，经一段时间巩固后，可试行减药，即逐步“下阶梯”的方法，直至达到最少的药物及最小的剂量且仍使血压稳定，从而得到适用于患者的药物量，同时亦减少了药物的副作用，疗效可达个体最佳水准。本阶梯疗法适用于无并发症的患者。但目前，阶梯疗法已被更为灵活的新疗法——个体化疗法所代替。

（二）常用降压药物

目前用于一线降压治疗的主要药物类型有：利尿剂、β-受体阻滞剂、血管紧张素转换酶抑制剂（ACEI）、血管紧张素Ⅱ受体拮抗剂（ARB）、钙拮抗剂（CCB）以及α-受体阻滞剂。CCB和ACEI在近年的药物应用中有上升趋势。另外还有降压复方制剂。每一类药物都有各自的作用特点。目前较常用的降压药物见表4-1，复方制剂见表4-2。

表 4－1　常用口服降压药物

药物名称	英文名	常见商品名*	常用每次剂量**（mg），用法	主要不良反应
利尿剂				
双氢克尿塞	Hydrochlorothiazide	氢氯噻嗪	6.25～25 qd***	血钾降低
吲达帕胺	Indapamide	钠催离/寿比山	1.25～2.5　qd	血钾降低，磺胺过敏者慎用
交感神经阻滞剂				
中枢性阻滞剂				
甲基多巴	Methyldopa		125～500 q12h，q8h	肝功损害，免疫失调
可乐宁	Clonidine	可乐定	0.2～1.2 q12h，q8h	口干，头昏，厌食
α－受体阻滞剂				
哌唑嗪	Prazosin		1～4 q12h，q8h	体位性低血压
特拉唑嗪	Terazosin	高特灵，马沙尼	1～10，qd	
β_1－受体阻滞剂				支气管痉挛，心功能抑制
阿替洛尔	Atenolol	氨酰心安		
美托洛尔	Metoprolol	倍他乐克	25～50　q12h	
比索洛尔	Bisoprolol	康可，博苏	2.5～10　qd	
α、β－受体阻滞剂				

（续表）

卡维地洛	Carvedilol	达利全 金洛	12.5～25q12h 10～20　q12h	体位性低血压，支气管痉挛
钙拮抗剂				
二氢吡啶类				水肿，头痛，潮红
硝苯地平	Nifedipine	决痛定	10～20　q8h	
缓释片	NifedipineSR	长效心痛定，伲福达	10～20　q12h	
控释片	AdalatCITs	拜新同欣然舒麦特	30～60　qd	
尼群地平	Nitrendipine	尼群地平	10　qd，q12h 10～20 q12h，q8h	
尼卡地平	Nicardipine	佩尔地平	40　q12h	
非洛地平	Felodipine	波依定，康宝得维	2.5～10　qd	
氨氯地平	Amlodipine	络活喜	5～10　qd	
拉西地平	Lacidipine	乐息平，司乐平	4～6　qd	
非二氢吡啶类				心脏Ⅰ度传导阻滞慎用，Ⅱ度传导阻滞禁用，心功能抑制
地尔硫䓬	Diltiazem	合心爽	30～60　q8h	

（续表）

缓释片	DiltiazemSR	合贝爽	90 qd，q12h	
维拉帕米缓释片		缓释异搏定	120～240 qd	
血管紧张素				
转换酶抑制剂				咳嗽，血钾升高
卡托普利	Captopril	开搏通	12.5 ～ 50 q12h，q8h	
依那普利	Enalapril	依那林	2.5～10 q12h	
西拉普利	Cilazapril	一平苏	2.5～5 qd	
苯那普利	Benazepril	洛汀新	5 ～ 10 qd，q12h	
福辛普利	Fosinopril	蒙诺	10～20 qd	
培哚普利	Perindopril	雅施达	4～8 qd	
雷米普利	Ramipril	瑞泰	1.25～10qd	
血管紧张素Ⅱ				血钾升高
受体拮抗剂				
氯沙坦	Losartan	科素亚	50～100 qd	
缬沙坦	Valsatan	代文	80～160 qd	
依贝沙坦	Irbesartan	安搏维	150～300 qd	

＊目前北京地区常见。

＊＊表中所列剂量为临床常用剂量，若需查阅最大给药剂量，请参考《中国高血压防治指南》。

＊＊＊qd：每 24 小时一次；q12h：每 12 小时一次；q8h：每 8 小时一次。

表4-2　常用复方制剂

药品名称	组分	用法	副作用	注意事项
复方降压片	利血平-双肼哒嗪-双氢氯噻嗪-利眠宁-异丙嗪-氯化钾-三硅酸镁	1-2片/次，gd维持剂量为1片/次，gd	乏力，鼻塞	老年患者、抑郁者及消化道出血性疾患患者慎用，夜间睡眠呼吸暂停综合征患者慎用
北京降压0号	双肼哒嗪-氨苯蝶啶-利血平-双氢氯噻嗪-利眠宁	1片/次，qd	乏力，鼻塞，嗜睡	活动性溃疡患者禁用；胃及十二指肠溃疡患者慎用；心动过缓和抑郁患者慎用，夜间睡眠呼吸暂停综合征患者慎用

各类药各有其优缺点，药物的选择应因人而异，根据个人实际选用不同药物。临床研究表明，多数药物均能较好地提高生活质量，而且单用各类抗高血压药物对多数轻度高血压的降压幅度大体相似。通常按一般推荐剂量，单药治疗可降低收缩压7~13毫米汞柱，降低舒张压4~8毫米汞柱。

1. 利尿剂

(1) 临床应用指征

利尿剂价格便宜、疗效肯定，是很有价值的降压药物，特别适用于轻中度高血压、老年单纯性收缩期高血压、肥胖及高血压合并心力衰竭的患者。JNC7针对以往对利尿剂使用不够的现状，确立了利尿剂的地位，多种类型的高血压都可将该药作为基础用药。该药不但降压肯定，有防治心血管并发症之疗效，且价格便宜。

当其他单药无效时，加用利尿剂疗效显著。与利尿剂联用有效的药物有：β-受体阻滞剂、ACEI和ARB。

(2) 副作用

小剂量使用通常安全有效，长期大剂量使用可导致低钾血症、胰岛素抵抗及脂质代谢紊乱。

(3) 注意事项

伴有高尿酸血症、痛风、肾功能不全、血肌酐 >3 毫克/dL 者慎用。

袢利尿剂多用于高血压急症及肾性高血压，一般不用于长期高血压治疗。

剂量宜小不宜大，常与其他药物联合应用。

定期检测血钾，鼓励多吃富含钾的食物及水果，如芹菜、香蕉、橘汁等。

2. β－受体阻滞剂

(1) 临床应用指征

β－受体阻滞剂主要用于轻、中度高血压，尤其是静息心率较快（>80 次/分）的中青年患者或合并心绞痛者。β－受体阻滞剂与利尿剂或二氢吡啶类钙拮抗剂联用，可以增加降压效果及减少副作用。

(2) 副作用

疲劳、肢体寒冷，多见于非选择性 β－受体阻滞剂。还可引起糖代谢、脂质代谢紊乱。对哮喘患者可能诱发支气管痉挛，也可有胃肠不适、眼睛闪烁及视觉盲点等。相对罕见的副反应包括心力衰竭加重、肌肉痉挛及血浆肌酸激酶水平增高、皮疹、阳萎及性功能减退等。

(3) 注意事项

用药前心率低于 55 次/分或Ⅱ度以上房室传导阻滞时，不用 β－受体阻滞剂。

停用 β－受体阻滞剂可发生反跳现象，故在缺血性心脏病及高血压治疗中应逐渐停用。

应用 β－受体阻滞剂后心率下降为药物的治疗作用，但若心率低于 50 次/分，应减量或停药。

哮喘、慢性阻塞性肺病和周围血管疾病的患者禁用β-受体阻滞剂，心功能不全、糖尿病、严重的血脂紊乱患者慎用。

3. 血管紧张素转换酶抑制剂（ACEI）

（1）临床应用指征

ACEI是安全和有效的降压药物，可用于治疗各级高血压，尤其适用于：高血压伴有左心室肥厚、左心室功能不全或心力衰竭、心肌梗死后心室重构、糖尿病伴微量蛋白尿、高血压伴有周围血管病、雷诺现象或抑郁。

（2）ACEI应用的临床优点

有效改善心力衰竭患者的预后，延缓糖尿病（尤其伴有蛋白尿）肾病、高血压肾病的进展，逆转左心室肥厚，降低血压的同时不影响心率、糖代谢和脂代谢。

（3）副作用

最常见的为干咳。其他副作用包括首剂低血压反应和高钾血症，最严重而罕见的副作用为血管神经性水肿。

（4）注意事项

妊娠高血压禁用，因可致胎儿畸形。

肾血管性高血压尤其是双侧肾血管病变或孤立肾伴肾动脉狭窄者禁用。

重度血容量减少、重度主动脉瓣、二尖瓣狭窄、缩窄性心包炎、重度充血性心衰、肾功能不全（肌酐>3毫克/dL）时慎用或禁用。

一般不与保钾利尿药合用以免发生高钾血症，与噻嗪类利尿剂合用无需常规补钾。

4. 钙拮抗剂（CCB）

（1）临床应用指征

钙拮抗剂适用于各种类型的高血压患者，尤其适用于高血压合并冠心病心绞痛、肺心病、周围血管疾病、老年高血压、糖耐量异常、肾脏损害的患者。对糖代谢和脂质代谢无不良影响。

(2) 副作用

二氢吡啶类钙拮抗剂（如硝苯地平等）的副作用主要有反射性心动过速、头痛、面红、外踝水肿、便秘等，但长效及控释制剂的副作用轻微。非二氢吡啶类钙拮抗剂（如硫氮草酮等）副作用主要有降低心率、抑制心肌收缩力等。

(3) 注意事项

不稳定性心绞痛、急性心肌梗死和心功能不全时，不用短效二氢吡啶类钙拮抗剂；非二氢吡啶类钙拮抗剂不宜与β－受体阻滞剂合用。

5. 血管紧张素Ⅱ受体拮抗剂（ARB）

ARB是最新使用的一类降压药物，其适应症与禁忌症同ACEI。不良反应发生率低，适用于对ACEI不能耐受的患者。注意事项参见ACEI。

6. α－受体阻滞剂

(1) 临床应用指征

α－受体阻滞剂主要用于轻、中度高血压。受体阻滞剂有改善脂质代谢异常和糖耐量异常的作用，并减轻前列腺增生患者的尿路梗阻症状。

(2) 副作用

主要的副反应为体位性低血压，尤多见于老年单纯性收缩期高血压、脑血管病患者，故应用过程中应监测立位血压。

(3) 注意事项

为防止体位性低血压，首剂应减半，并在入睡前服用。

随疗程延长易产生耐药性，应根据血压变化调整剂量。

（三）降压复方制剂

1. 北京降压0号

该药配方从基础降压、协同降压等方面起到降压作用。该药在国内已经广泛应用于临床20余年，临床证实其作用温和、持久，降压及改善症状效果明显。与其他降压药物相比较，该药具有以下优点。

（1）优化组合，降压作用叠加，副作用抵消

该药含硫酸双肼屈嗪（血压达静）12.5毫克，作用是扩张小动脉血管；含利血平0.1毫克，作用是阻断中枢兴奋性传导；含氢氯噻嗪（双克）和氨苯蝶啶各12.5毫克，两者均可以减少水钠潴留，起到降压作用。氨苯蝶啶为保钾利尿药，可避免钾离子丢失，抵消了长期服双克等利尿剂而导致的低血钾等副作用。该药从扩张小动脉、阻断中枢兴奋性传导和利尿等多方面协同降压，同时又可以抵消副作用，因此是有效、安全的。

（2）能显著并持久降低血压，控制率高

为了进一步验证长期服用北京降压0号的疗效及安全性，由北京大学人民医院组织，在全国10个中心医院一并进行对北京降压0号长期应用的临床研究结果显示，服用该药一年后收缩压下降26.57毫米汞柱，舒张压下降19.07毫米汞柱。达到理想血压值的例数为52.6%，总有效率达91.8%。

（3）长效、平稳降压

北京降压0号为长效制剂，每日仅服1片，方便患者，有助于提高患者治疗依从性。服用该药能做到24小时平稳降压，符合高血压治疗的基本原则。

（4）显著降低24小时血压波动性，有效地保护靶器官

北京大学人民医院的临床研究结果显示，服该药8周后，动态血压监测患者收缩压和舒张压的谷峰比值分别为88.9%和73.3%，远远超出美国FDA提出的长效降压药的谷峰比值应当大于50%的要求。第二军医大学苏定冯教授等采用计算机化清醒大鼠血压长期连续监测技术，研究长期服北京降压0号对自发性高血压大鼠（SHR）24小时血压、血压波动性和动脉压力感受性反射功能的影响及其对高血压靶器官损伤的保护作用。实验结果表明，药物长期治疗后，可明显降低动物的血压波动性，并且对大鼠的高血压靶器官损伤具有很好的保护作用，病理组织学检查也

显示了北京降压0号对高血压靶器官损伤有一定的保护作用。由于服用该药能保证24小时平稳降压，血压波动性很小，故极大地降低了高血压所导致的心血管损害和肾脏损害，有效保护了靶器官，阻止了高血压并发症的发生和发展。

（5）副作用较小，便于患者长期服用

每种抗高血压药物都可能发生副作用，但北京降压0号的副作用发生率最低，因为该药各成分之间取长补短协同降压，同时制约其副作用。北京公安医院的临床研究结果显示，服用0号组、ACEI组、钙拮抗剂组和β-受体阻滞剂组的患者，其副作用的发生率分别为2.2%、15.8%、10%和8.8%；4组患者因不能耐受副作用的停药率分别为0、8.8%、6%和3%。可见，0号组副作用发生率明显低于其他3组，且没有因不能耐受副作用而停药者。0号组46例中，仅1例服药2周时发生嗜睡、轻微乏力和鼻塞，该例坚持服药副作用未见加重。由于该药副作用很小，便于患者长期服用，有利于提高患者的遵医依从性。

北京降压0号组方成分中有利血平。虽临床研究报道长期较大剂量服用利血平有可能导致抑郁反应，但0号中每片仅含利血平0.1毫克，不会引起抑郁反应。大样本量的人群观察结果显示，与服用0号前相比，Zung氏量表（判断抑郁症的指标）分值无显著差异；患者的Zung量表评分低于40，提示无精神抑郁，且服用0号1年未发现抑郁反应。因此，服用北京降压0号不必担心导致抑郁症。

（6）价格低廉，保证了患者能够长期服用

北京降压0号的价格优势突出，服用该药一天不到1元钱，一个月不到30元。在所有降压药中该药是最便宜的药品之一（价格仅略高于寿比山）。长期服用北京降压0号，年花费仅占人均全年消费性支出的10%以下。该药尤其适合于广大城镇和农村居民长期服用，一般不会出现患者因买不起药而停药并导致血压回升的现象。

随着我国高血压社区防治工作的深入开展和广泛普及，推荐、确定和推广使用几种疗效确切，副作用小，服用方便，适用范围广和价格低廉的降压药物，将会大幅度提高人群高血压治疗率和控制率，从而有效保护靶器官和预防冠心病、脑卒中等并发症的发生，这对我国心脑血管病的预防控制工作具有重大现实意义和长远意义。综合北京降压0号的上述优点，该药是非常适宜在高血压社区防治中推荐和推广的降压药物。

（四）其他降压药物

1. 作用于中枢的 α－受体阻滞剂

本类药物可激活延脑血管运动中枢的 α_2 受体，使抑制性的神经元活动加强，导致交感神经的传出活动减少而降低血压。这类药物有：可乐定、甲基多巴、胍那苄、胍法辛，它们降压作用较强，适用于各型高血压，尤其是中、重型高血压。第二代中枢性降压药，以利美尼定（Rilmeniding）、莫索尼定（Moxoniding）为代表，选择性作用于延髓腹外侧核（RVLM）的咪唑啉受体，故又称咪唑啉受体拮抗剂。此类药对中枢及外周 α_2 受体作用较弱，无明显中枢镇静作用，降压效果稳定可靠。利美尼定1毫克，1次/1～2天，治疗老年高血压患者，与氢氯噻嗪25～50毫克，1次/天比较，降压效果和耐受性相当，但副作用较少，对生化和代谢的影响较小。

许多作用于中枢神经系统的降压药如利血平、甲基多巴、可乐定、咪唑受体拮抗剂、利美尼定和莫索尼定等副作用大，不宜作为一线降压药。小剂量的利血平副作用较少，经济条件不好时，小剂量利血平合用利尿剂是最为便宜的组合。甲基多巴尽管存在神经系统不良反应，以及潜在的严重肝损害和血液系统的副作用，但是它在妊娠高血压治疗中的地位也已确定，故仍在广泛使用。它与可乐定一样作用于中枢的 α_2 受体，通常不引起心率减慢。可乐定、胍那苄、胍法辛与甲基多巴一样具有降压效应，但偶有罕见的严重自身免疫反应。其中可乐定在VA试验中是最为有效的药物之一，疗效在不同的年龄和种族中相同。但是患者对于可乐定的耐受性差。胍那苄较少引起体液潴留，并可使血清胆固醇水平下降5% ~10%。胍法辛是类似的药物，每日只需服药1次。

2. 周围作用的肾上腺素能拮抗剂

本类药物有降压灵、胍乙啶、胍那决尔等。后者作用强，但副作用较多，目前主要用于对药物疗效不满意的严重高血压患者。

3. α、β-肾上腺素能阻滞剂

这类药对α和β受体均有阻滞作用，阻滞强度为$\alpha:\beta=1:3\sim4$。代表药是拉贝洛尔（柳胺苄心定）以及卡维洛尔。

4. 直接血管扩张剂

直接扩张血管的药物有：肼苯哒嗪、米诺地尔、长压定、硝普钠及二氮嗪。直接血管扩张剂如肼苯哒嗪常引起反射性心动过速、头痛和水钠潴留，故不宜作为一线降压药。肼苯哒嗪是常用的血管扩张剂，但一般不单独应用，常与利尿剂和J9阻滞剂合用以减少副作用并增强疗效，多用于中、重度高血压。但由于其持续长时间应用可引起狼疮，对逆转左心室肥厚的作用也不明确，因此除一些落后国家外已基本不用此药。长压定主要用于严重高血压，一般在降压药无效时才加用此药，副作用较大。硝普钠及二氮嗪只能静脉给药，作用迅速而强大，主要用于高血压急症。米诺地尔是作用于钠通道的长效血管扩张剂，经肾脏排泄。其半衰期为1~4天，常引起多毛，偶可引起心包炎，且长期应用左室重量可增加达30%，故仅用于难治性高血压和肾功能不全的男性患者。

（五）降压药物的选择

1. 考虑因素

由于高血压需要长期甚至终身治疗，而且任何药均非特效，故降压药物的选择应根据治疗对象的个体状况、药物的作用、代谢、不良反应和药物相互作用，综合考虑下列因素作出决定。

治疗对象是否存在心血管病危险因素。

治疗对象是否已有靶器官损害，有无心血管疾病、肾病、糖尿病的表现。

治疗对象是否合并有受降压药影响的其他疾病。

与治疗合并疾病所使用的药物之间有无可能发生相互作用。

选用的药物是否已有减少心血管病发病率与死亡率的证据及其力度。

所在地区降压药物品种供应、价格状况及治疗对象长期治疗的经济承受能力。

降压的同时是否能逆转左心室肥厚，是否能减轻大、中动脉粥样硬化。

降压的同时是否影响生活质量。

2. **各类降压药的选择参考（见表4－3）**

由于治疗对象存在对药物反应的个体差异，除对其临床状况可以作出分析外，对疗效和不良反应用药前很难预料。因此，可先用一类药物，如果达到疗效而不良反应少，可继续应用；如疗效不满意，则改用另一类药物，或按合并用药原则加用另一类药物；如出现不良反应而不能耐受，则可改用另一类药物。在考虑一类药物的取舍时，均应在应用达到充分剂量之后。

表4－3　各类降压药选择参考

药物种类	适应人群	禁忌症	慎用
利尿剂	心力衰竭，老年患者，收缩期高血压	痛风	糖尿病，血脂异常，性功能活跃的年轻男性，妊娠
β－受体阻滞剂	心绞痛，心肌梗死后，快速心律失常，妊娠	哮喘及慢性阻塞性肺病，周围血管病，心脏传导阻滞心动过缓（心率<55次/分）	高甘油三酯血症，胰岛素依赖性糖尿病，运动员及体力劳动者

（续表）

ACEI及ARB	心力衰竭，左室肥厚，心肌梗死后，糖尿病伴微量蛋白尿	妊娠，双侧肾动脉狭窄	重度血容量减少，重度主动脉瓣、二尖瓣狭窄，缩窄性心包炎，重度充血性心衰，肾功能不全（Cr>3毫克/dL）
钙拮抗剂	心绞痛，周围血管病，收缩期高血压，糖耐量低减		充血性心衰（维拉帕米及地尔硫䓬禁用或慎用）
α-受体阻滞剂	前列腺肥大，糖耐量低减		体位性低血压

3. **不同高血压分期患者的用药选择**

轻、中度高血压病的药物治疗通常用单一药物，如利尿剂、β-受体阻滞剂、血管紧张素转换酶抑制剂或钙拮抗剂便能控制血压。而重度高血压病往往需要联合用药或使用较为强烈的降压药才能控制血压。根据高血压病的分期来考虑，各期高血压的治疗原则有所不同。

血压的程度可分为轻、中、重度，因此所需降压药物的情况也应因病情轻重而异。通常第一期高血压病的血压波动较大，有时休息时即可降至正常，并非一定非用降压药不可。第二期高血压病的血压常是持久而稳定的升高，故药物降压较第一期重要。第三期高血压病因有器官功能衰竭，故血压不能降得太快、太低，以免加重器官功能衰竭。因此，联合用药或使用强烈降压药时应十分谨慎。

4. 特殊人群选药原则

（1）年龄60岁以上者

利尿剂和钙拮抗剂通常比β-受体阻滞剂更有效。应避免使用利血平或作用在中枢的药物，以防发生抑郁症。为防止体位性低血压，应慎用哌唑嗪、胍乙啶等。

（2）青年

宜用β-受体阻滞剂，但这可能使某些人的运动量受到限制。

（3）曾有中风或小中风史者

应避免使用能产生体位性低血压的药物。

（4）有抑郁症史者

避免使用利血平及其制剂，中枢作用药如甲基多巴、可乐定及β-受体阻滞剂也可导致或加重忧郁症。宜选用血管紧张素转换酶抑制剂、利尿剂、血管扩张剂、钙拮抗剂及α-受体阻滞剂等。

（5）骨质疏松者（老年人多见）

选用袢利尿剂以外的利尿剂较为合适，可有助于保护骨结构。对偏头痛患者，宜用β-受体阻滞剂或钙拮抗剂。

（六）药物治疗步骤

1. 非复方制剂

第一步：单药应用

根据病情，选择一种一线药物，从小剂量开始，逐步达到有效剂量。一线药物种类包括：利尿剂（吲达帕胺）、β-受体阻滞剂、CCB、ACEI、ARB、α-受体阻滞剂。

⬇

第二步：二联用药

根据病情，选择两种一线药物合用，各自从小剂量开始，逐步达到有效剂量。

参考方案

方案	组合	示例	优点
	β-受体阻滞剂+利尿剂	阿替洛尔+双氢克尿噻	减轻β-受体阻滞剂的肾潴钠作用，减轻β-受体阻滞剂的缩血管作用
加用利尿剂的联合	ACEI + 利尿剂	卡托普利+双氢克尿塞/吲达帕胺	增强对RAS的阻断作用，防止钾、镁等电解质紊乱
	ARB+利尿剂	氯沙坦+双氢克尿塞/吲达帕胺	
	α-受体阻滞剂+利尿剂	哌唑嗪+双氢克尿塞	减轻α-受体阻滞的肾潴钠作用，加强α-受体阻滞剂的扩血管作用
加用CCB的联合	ACEI+CCB ARB+CCB	依那普利+硝苯地平缓释片 缬沙坦+硝苯地平缓释片	增加扩血管作用，减轻CCB水肿副作用
	β-受体阻滞剂+CCB	美托洛尔+硝苯地平控释片	减轻β-受体阻滞剂的缩血管作用和负性心率作用，增加扩血管作用

↓

第三步：多联用药

根据病情，选择多种一线药物，从小剂量开始，逐步达到有效剂量。

参考方案

组合	示例
ACEI + 利尿剂 + 选择性 β – 受体阻滞剂	苯那普利 + 双氢克尿塞 + 阿替洛尔
ACEI + 利尿剂 + CCB	卡托普利 + 吲达帕胺 + 氨氯地平
ACEI + 利尿剂 + CCB + α – 受体阻滞剂	依那普利 + 吲达帕胺 + 硝苯地平缓释片 + 哌唑嗪
ACEI + 利尿剂 + CCB + 中枢 α_1 受体激动剂	福辛普利 + 吲达帕胺 + 硝苯地平缓释片 + 可乐定

2. **复方制剂**

初始剂量应用（单药应用）

参考方案

药物名称	用法
复方降压片	1 片/次，3 次/日
北京降压 0 号	1 片/次，1 次/日

⬇

第二步：加倍剂量应用（单药应用）

参考方案

药物名称	用法
复方降压片	2片/次，3次/日
北京降压零0号	1片/次，2次/日

三、高血压的中医治疗

高血压病可出现的症状较多，其中以头痛、眩晕最为多见。中医学认为，头为“诸阳之会”、“精明之府”，五脏精华之血、六腑清阳之气皆会于头部。脑为神机之源，人身之大主，以气血精髓为其物质基础，以经络为其联络途径，统五脏六腑，协调人身之阴阳平衡，无论内伤、外感，皆可通过经络影响脏腑功能，而致各种神志病。

高血压就是由于机体阴阳平衡失调所致，阴虚为本，阳亢为标。病变与五脏有关，但主要涉及肝、肾，在标为肝，在本为肾，表现以肝肾阴虚或肝阳上亢为主要症状，常以阴损于前、阳亢于后为特点，最后发展为阴阳两虚。所以，调整脏腑功能，恢复阴阳平衡，是防治本病的基本措施。

经临床试验观察，汉防己甲素（即仅防已碱）、钩藤、罗布麻叶、青木香等多种中药具有一定的降压作用，并对因高血压引起的烦躁、头晕、头痛、失眠等症状有明显改善作用，有助于稳定情绪，预防脑卒中发生，并能改善预后。

（一）中医对高血压的认识

1. 病因病机

本病多系本虚标实之证，实指风、火、痰、瘀，虚为气血阴阳之虚，其病变脏腑以肝、脾、肾三脏为重点，三者之中，又以肝为主。

本病属虚者居多，如阴虚则易肝风内动，血少则脑失所养，精亏则髓海不足，均易导致眩晕；其次由于痰浊壅遏，或化火上蒙，或瘀血内阻，亦可形成眩晕。

其病因病机可归纳为如下几方面。

（1）肝阳上亢

肝为风木之脏，体阴而用阳，其性刚劲，主动主升。素体阳盛之人，阴阳平衡失其常度，阴亏于下，阳亢于上，则见眩晕；或忧郁、恼怒太过，肝失条达，肝气郁结，气郁化火伤阴，肝阴耗伤，风阳易动，上扰头目，发为眩晕；或肾阴素亏不能养肝，水不涵木，木少滋荣，阴不维阳，肝阳上亢，发为眩晕。

如《临证指南医案·眩晕》华岫云按说：“经云诸风掉眩，皆属于肝，头为诸阳之首，耳目口鼻皆系清空之窍，所患眩晕者，非外来之邪，乃肝胆之风阳上冒耳，甚则有昏厥跌之虞”。

《类证治裁·眩晕》也说：“良由肝胆乃风木之脏，相火内寄，其性主动主升；或由身心过动，或由情志郁勃，或由地气上腾，或由冬藏不密，或由高年肾液已衰，水不涵木，或由病后精神未复，阴不吸阳，以致目昏耳鸣，震眩不定。”这就进一步指出内风之起，皆由肝之阴阳失调，肝阳上亢所致。

（2）气血亏虚

脾胃为后天之本，气血生化之源，如忧思劳倦，或饮食失调，损伤脾胃；或先天禀赋不足，或年老阳气虚衰，而致脾胃虚弱，不能运化水谷而生气血；或久病不愈，耗伤气血；或失血之后，气随血耗，气虚则清阳不振，清气不升，血虚则脑失所养，皆能发生眩晕。

如《灵枢·口问篇》所载：“故上气不足，脑为之不满，耳为之苦倾，头为之眩。”

《证治汇补·眩晕篇》说：“血为气配，气之所丽。以血为荣，凡吐衄崩漏产后之阴，肝家不能收摄荣气，使诸血失道妄行，此眩晕生于血虚也。”说明气血亏虚皆可发为眩晕。

(3) 肾精不足

脑为髓之海，髓海有余则轻劲多力，髓海不足则脑转耳鸣、胫酸眩晕。而髓海的有余不足，取决于肾精的充足与否。肾为先天之本，主藏精生髓，聚髓而充脑。若先天不足，肾阴不充或老年肾亏，或久病伤肾，或房劳过度，导致肾精亏耗，不能生髓，髓海不足，上下俱虚发为眩晕。

如《灵枢·海论》说：“脑为髓之海，髓海不足，则脑转耳鸣，胫酸眩冒，目无所见，懈怠安卧。”

(4) 瘀血内阻

跌仆坠损，头脑外伤，瘀血停留，阻滞经脉，而致气血不能上荣于头目；或瘀停胸中，迷闭心窍，心神飘摇不定；或妇人产时感寒，恶露不下，血瘀气逆，并走于上，迫乱心神，干扰清空，皆可发生眩晕。

如《医学正传》说：“外有因坠损而眩运者，胸中有死血，迷闭心窍而然。”

《景岳全书·妇人归》论述产后血晕时提出：“血晕之证本由气虚，所以一时昏晕，然而壅痰甚者，亦或有之。如果形气、脉气俱有余，胸腹胀痛上冲，此血逆证也，宜失笑散。”足见在眩晕的发病中，瘀血也是一个不可忽视的因素。

(5) 痰湿中阻

食不节，肥甘厚味太过，损伤脾胃，或忧思、劳倦伤脾，以致脾阳不振，健运失职，水湿内停、积聚成痰；或肺气不足，宣降失司，水津不得通调输布，津液留聚成痰；或肾虚不能化气行水，水泛而为痰；或肝气郁结，气郁湿滞而生痰。

痰阻经络，清阳不升，清空之窍失其所养，所以头目眩晕。若痰浊中阻更兼内生之风、火作祟，则痰夹风、火，眩晕更甚；若痰湿中阻，更兼内寒，则有眩晕昏仆之虑。另外，外感风邪，阳气被郁，或感受暑湿，蒙蔽清窍，亦可发生眩晕。

高血压的病因虽如上所述，但往往彼此影响，互相转化。如肾精亏虚本属阴虚，若因阴损及阳，可转为阴阳俱虚之证；又如痰湿中阻，起初多为湿痰偏盛，日久可痰郁化火，形成痰火为患。失血过多每使气随血脱，出现气血两亏而致眩晕。

总之，高血压多以内伤为主，尤以肝阳上亢以及痰浊中阻最为常见。

2. 辨证要点

本病多属本虚标实，常可见到虚实之间的互相转化，须详察细辨。至于治法，也有从本从标之异。急者多偏实，可选用熄风、潜阳、清火、化痰等法以治其标为主。缓者多偏虚，当用补养气血、益肾、养肝、健脾等法以治其本为主。

（1）辨舌脉、虚实

本病病机比较复杂，但归纳起来不过虚实两端。

辨虚实，首先要注意舌象和脉象。如气血虚者，多见舌质淡嫩，脉细弱；肾精不足偏阴虚者，多见舌嫩红少苔，脉弦细数；偏阳虚者，多见舌质胖嫩淡黯，脉沉细，迟弱；痰湿重者，多见舌苔厚滑或浊腻、脉滑；内有瘀血者，可见舌质紫黯或舌有瘀斑瘀点，唇黯、脉涩。

如能掌握以上舌、脉特点，再与症状表现结合起来进行分析，则其病机之虚实不难判断。

（2）辨虚实挟杂及转化

由于本病病程较长，又多为本虚标实，故常可见到虚实之间的相互转化。如虚证之气血亏损、肾精不足，可转化为实证的痰浊中阻、瘀血内阻；反之，实证的痰浊中阻、瘀血内阻或肝阳上亢可以转化为虚证的气血亏损、肾精不足。

此外，在虚与实的相互转化过程中，又可出现虚实夹杂的证候。如气血亏虚兼痰或兼瘀，或肾精不足兼痰兼瘀。

再者，虚证与实证本身各型之间也可能出现相互间的转化和夹杂。如肾精不足，不能化生气血，可转化为气血亏虚或兼见气血亏虚。反之，气血亏虚，不能化生肾精，则可转化为肾精不足，或气血亏虚兼肾精不足；阴阳失调之肝阳上亢，日久阴分更伤而变为肝肾阴虚之虚证，或进一步阴损及阳而成阴阳两虚之证。

实证中的痰浊中阻，由于痰郁化火，煽动肝阳，则可转化为肝阳上亢或兼见肝阳上亢；由于痰浊内蕴，阻遏气血运行，日久可致痰瘀互结等。

因此，我们要以发展和变化的眼光分析具体的临床表现，才能确立正确的治疗方法，恰当地用药，从而收到较理想的治疗效果。

（3）辨标本缓急

本病多属本虚标实之证，肝肾阴亏，气血不足，为病之本；痰、瘀、风、火，为病之标。

痰、瘀、风、火都各具特点，如风性主动，火性上炎，痰性黏滞，瘀性留著等等，都需加以辨识。

其中，肝火为病最急。风升火动，两阳相搏，上干清空，症见眩晕、面赤、烦躁、口苦，舌红、苔黄。中年以上之人，见此类症状者，尤应重视，以免缓不济急，易发中风，酿成严重的后果。

3. **中医辨证分型**

（1）肝阳上亢

【症状】眩晕耳鸣，头痛且胀，多因烦劳或恼怒而头晕头痛加剧，面色潮红，急躁易怒，少寐多梦，便秘尿赤，口苦口干，舌质红，苔黄，脉弦。

【症候分析】肝阳上亢，上冒清空，故眩晕耳鸣，头胀头痛；劳则伤肾，怒则伤肝，均可使肝阳更盛，故头晕头痛加剧；肝阳升发太过，故急躁易怒；肝火偏盛，循经上炎，则见面红，灼伤津液则见口苦口干，便秘尿赤；舌质红、苔黄、脉弦为肝阳上亢之征。

（2）气血亏虚

【症状】眩晕，动则加剧，劳累即发，面色白，唇甲不华，发色不泽，心悸少寐，神疲懒言，饮食减少，舌质淡，脉细弱。

【症候分析】气虚则清阳不展，血虚则脑失所养，故头晕动则加剧，劳累即发；心主血脉，其华在面，血虚则面色白，唇甲不华，发色不泽；血不养心，心神不宁，故心悸少寐；气虚则神疲懒言，饮食减少；舌质淡，脉细弱为气血亏虚之象。

(3) 肾精不足

【症状】眩晕，腰膝酸软，精神萎靡，遗精耳鸣，少寐多梦，健忘，发落齿摇。偏于阴虚者，则见形瘦咽干，五心烦热，舌红少苔，脉细数；偏于阳虚者，四肢不温，形寒怯冷，舌质淡，脉沉细无力。

【症候分析】肾精不足，无以生髓，脑髓失充，故眩晕，精神萎靡；肾虚则心肾不交，故少寐多梦健忘；肾主骨，腰为肾府，齿为骨之余，精虚骨胳失养，故腰膝酸软，牙齿动摇；肾开窍于耳，肾虚故时时耳鸣，精关不固，则见遗精；肾其华在发，肾虚精亏，故发易脱落。偏阴虚则生内热，故见五心烦热，舌质红少苔，脉细数；偏阳虚则生外寒，故四肢不温，形寒怯冷，舌质淡，脉沉细无力。

(3) 痰浊中阻

【症状】眩晕而见头重如蒙，胸闷恶心，时吐痰涎，少食多寐，苔白腻，脉濡滑。

【症候分析】痰浊蒙蔽清阳，故眩晕；痰为湿聚，湿性重浊，阻遏清阳，故头重如蒙；痰浊中阻，浊阴下降，气机不利，故胸闷；胃气上逆则见恶心，时吐痰涎；脾阳不振，则少食多寐。舌苔白腻、脉濡缓为痰浊内蕴之象。

(5) 瘀血阻络

【症状】眩晕，头痛，或兼见健忘、失眠、心悸，精神不振，面或唇色紫黯，舌有瘀斑或瘀点，脉弦涩或细涩。

【症候分析】瘀血阻络，气血不得正常流布，脑失所养，故眩晕时作；头痛、面唇紫黯、舌有紫斑瘀点，脉弦涩或细涩，均为瘀血内阻之征；瘀血不去，新血不生，心神失养，故可兼见健忘、失眠、心悸、精神不振。

(6) 心阴不足

【症状】眩晕、耳鸣、心烦、心悸，手足心热，失眠多梦，口干津少，舌红少苔。

【症候分析】心阴不足，心血不能上荣头目则眩晕，心阴虚，心神不宁，则心悸、心烦；阴虚有热，心神被扰则失眠多梦，伤津不能上承于咽喉则口干津少；阴虚内热则舌红少苔，手足心热。

(7) 痰火内扰

【症状】头重目眩，失眠，痰多胸闷，恶食嗳气，吞酸恶心，心烦口苦，苔腻而黄，脉滑数。

【症候分析】痰浊内蕴日久化热或宿食停滞，积湿生痰，因痰生热，痰热上扰清窍，则头重，目眩，失眠；痰浊中阻，中焦不畅则痰多胸闷，恶食嗳气，吞酸恶心，心烦口苦，苔腻黄。

(8) 肝郁化火

【症状】头痛，面红目赤，性情急躁易怒，不思饮食，口渴喜饮，小便黄赤，大便秘结，舌红，苔黄，脉弦数。

【症候分析】恼怒伤肝，肝失条达或肝阳上亢，气郁化火，上扰清窍，故心神不宁；肝火上炎，伤津耗液则出现口渴喜饮，小便黄赤，大便秘结，舌红，苔黄，脉弦数。

(二) 高血压的分型治疗

1. 肝阳上亢

(1) 天麻钩藤散

【组成】天麻、钩藤、杜仲、黄芩各10克，桑寄生、山栀各5克，茯苓、益母草各15克，生石决明30克。

【功效】滋养肝肾，平肝潜阳。

【适应症】高血压，肝阳上亢型。

【用法】每日1剂，水煎，早晚分服。

【方解】方中以天麻、钩藤平肝火治风晕为主药，配以石决明潜阳，牛膝、益母草下行，使偏亢平衡；加黄芩、山栀以清肝火，使肝风、肝火平熄；再加杜仲、桑寄生养肝肾；夜交藤、茯神以固根本。

【加减】如肝火偏盛，可加龙胆草、菊花、丹皮等，以增强清肝泄热之力。

如大便秘结者，可加芒硝以通腑泄热。

若肝阳亢极化风，宜加羚羊角、牡蛎、代赭石、珍珠母等以镇肝熄风。

若肝肾阴虚者，加滋养肝肾之品，如牡蛎、龟板、鳖甲、首乌、生地等；若肝肾阴亏严重者，应参考肾精不足型的治法，并结合上述化裁治之。

（2）钩藤降压汤

【组成】钩藤 15~30 克（后入），黄芩 12 克，石决明（或珍珠母）30 克，怀牛膝 15~30 克，桑寄生 15~30 克，菊花 15 克，夏枯草 15~30 克，槐米 12 克。

【功效】平肝潜阳。

【适应症】高血压，肝阳上扰型。症见头痛，头胀，眩晕，烦躁易怒，面赤，口干咽干，失眠，舌红苔薄黄或黄燥，脉弦有力。

【用法】每日 1 剂，水煎，早晚分服。

【加减】血脂高，加草决明或生山楂 15~30 克。

失眠多梦，加夜交藤 30 克、合欢花 15 克。

颈项强，加葛根 15 克。

手麻、肢颤，加鸡血藤 30 克、地龙 9 克。

胸闷有痰，加栝楼 30 克。

合并冠状动脉供血不足，加丹参 30 克，或仙灵脾 15~30 克。

心前区痛，加生蒲黄 12 克、炒五灵脂 6 克。

心悸，加丹参 30 克或柏子仁 18 克。

以肝肾阴虚为主，阳亢征象不明显者，去石决明，酌加熟地、桑椹子、女贞子；有阳虚表现，去元参，石决明，酌加仙灵脾、肉苁蓉、巴戟天。

降压效果不显著时，适当加重夏枯草、钩藤、怀牛膝、杜仲、桑寄生、元参、菊花的用量，或酌加青木香、丹皮、防己、稀莶草、莲子心。

（3）钩藤平肝汤

【组成】钩藤25克，桑叶15克，菊花15克，茯苓20克，生地30克，白芍50克，生龙骨50克，生牡蛎50克。

【功效】滋阴潜阳，平肝降压。

【适应症】高血压，肝阳上亢型。症见头晕而胀，眼花耳鸣，腰膝酸软，心烦善怒，舌红苔薄黄，脉弦。尤宜于Ⅱ期高血压病患者。

【用法】每日1剂，水煎，早晚分服。

【加减】如肝火亢盛，症见头晕而痛，面红目赤，口苦溺赤，急躁易怒，舌红苔黄，脉弦数有力者，加胆草15克、栀子15克。

如痰浊上逆，症见眩晕，头重痛，胸闷恶心，口中黏腻，苔腻脉弦滑者，加竹茹10克、远志15克。

（4）复方中药降压1号

【组成】野菊花、钩藤各12份，杭芍、红花、龙胆草、石决明各9份，女贞子、旱莲草、生龙骨、生牡蛎、罗布麻叶、玉米须各15份。

【功效】平肝潜阳。

【适应症】高血压，肝阳上亢型。

【用法】上药研末压成片剂。每次4~5片，每日3次。

（5）桑菊草藻汤

【组成】桑叶10克，菊花10克，钩藤15克，甘草5克，海藻10克，生地10克，怀牛膝15克，牡蛎30克，陈皮10克，白术15克，丹参15克。

【功效】平肝潜阳。

【适应症】高血压，肝阳偏盛型。主要临床表现为头痛、头晕，性躁易怒，失眠，口干苦，面部有烘火感，舌边尖红，苔薄黄，脉弦。

【用法】每日1剂，水煎，早晚分服。

【加减】热象明显者加黄芩。

便秘者加大黄。

失眠加枣仁。

夹痰者加制半夏、旋覆花。鼻出血者去丹参，加白茅根、藕节炭。

(6) 活血降压1号

【组成】丹参、地龙、夏枯草各15克，川芎、红花各10克，当归5克，川牛膝、白芍、钩藤各15克，石决明、生牡蛎各30克。

【功效】活血化瘀，平肝潜肝。

【适应症】高血压，血瘀肝阳上亢型。临床表现为头痛头胀，目眩面赤，烦躁易怒，夜寐不宁，口苦或干，肢体麻木，舌红，舌有瘀点或瘀斑，舌下脉络瘀紫，苔白或黄，脉弦有力。

【用法】每日1剂，水煎，早晚分服。30天为1个疗程。

【加减】若苔黄，脉数有力，热象重者，加黄芩、栀子、生大黄；兼阳明实热便秘者加生大黄、栝楼仁以泻其实。

头痛甚者加菊花或龙胆草。

头晕甚加明天麻。

失眠加夜交藤或酸枣仁。

肢麻加稀莶草。

(7) 天麻降压汤

【组成】天麻、白芍、黄芩、栀子、杜仲各15克，钩藤、天冬、玄参、青葙子各20克，怀牛膝、石决明各30克，甘草5克。

【功效】平肝潜阳降压。

【适应症】高血压，肝阳上亢型。

【用法】每日1剂，水煎，早晚分服。

(8) 钩芍降压汤

【组成】生地15克，元参15~25克，杜仲15~20克，桑寄生15~30克，怀牛膝20~30克，白芍15克，钩藤20~30克（后入），菊花15克，石决明（或珍珠母）30克。

【功效】滋阴潜阳。

【适应症】高血压，阴虚阳亢型。症见眩晕，耳鸣，失眠多梦，腰腿酸软，头昏，头痛，视物模糊，眼干涩，心慌易惊，口燥咽干，心烦不宁，舌红少苔，脉弦细数，或沉弦。

【用法】每日1剂，水煎，早晚分服。

(9) 钩藤桑菊汤

【组成】钩藤25克，桑叶15克，菊花15克，茯苓20克，生地30克，白芍50克，生龙骨50克，生牡蛎50克。

【功效】清热潜阳，滋养阴血。

【适应症】原发性高血压病，以头痛头胀，头晕耳鸣，心悸为主症。

【用法】每日1剂，水煎，早晚分服。

【加减】肝火亢盛，加龙胆草20克、栀子15克；如肝肾阴虚，加麦冬15克、沙参20克、枸杞了20克。

如痰浊上逆，加竹茹10克、菖蒲15克、远志15克。

(10) 参附天麻汤

【组成】党参30克，附片15克，丹参30克，钩藤30克，石决明30克，葛根30克，川芎30克。

【功效】补益心肺脾肾，潜抑肝木。

【适应症】高血压，气血阴精亏损、肝阳上亢型。

【用法】上8味用水1000毫升，久煎浓缩至150毫升备用。每服50毫升，每日3次。7日为1疗程。

2. 气血亏虚

(1) 十全大补汤

【组成】肉桂、川芎各10克，熟地黄、当归、白芍、白术、茯苓各15克；人参、甘草各10克，黄芪30克。

【功效】补益气血，健运脾胃。

【适应症】高血压，气血亏虚型。常见于病程长的老年高血压患者。

【用法】每日1剂，水煎，早晚分服。

【方解】方中以熟地黄、白芍、当归、川芎以养血，黄芪、人参、白术、茯苓、甘草以健脾益气，肉桂鼓舞气血生长。

【加减】如中气不足，清阳不升，症见时时眩晕，面白少神，便溏下坠，脉象无力者，宜补中益气，升清降浊，用补中益气汤加减。

若眩晕由失血引起者，应查清失血原因而治之。

如属气不摄血者，可用四君子汤加黄芪、阿胶、白芨、田三七之属；若暴失血而突然晕倒者，可急用针灸法，促其复苏，内服方可用六味回阳饮，重用人参，以取血脱益气之意。

(2) 补气降压汤

【组成】黄芪15～30克，人参5～10克（或党参15～20克），云茯苓10～15克，炙甘草5～10克。

【功效】益气降压。

【适应症】高血压，气虚型。症见头晕眼花，面色白，心悸气短，少寐多梦，神疲纳差，腰酸腿软或耳鸣尿频，舌淡黄薄白，脉细弱。

【用法】每日1剂，水煎，早晚分服。血压降至正常后改成丸剂，继服。

【加减】心悸气短脉结代者，方中党参换人参，加桂枝5克、阿胶10克、麦冬10克、炙甘草15克，以益气养阴，通利血脉。

胸闷憋气或胸痛者，加栝楼皮15～20克、薤白10～15克、丹参15～30克，以通阳行气，活血止痛。

头痛项强或有拘急感者，加葛根10～15克，以解肌而松弛局部肌肉。

心悸不寐或多梦易醒者，加枣仁15～20克，以养心安神。

气血两虚，症见头晕眼花，面色白，加当归10克、熟地15

克、白芍15克、川芎10克补血，加升麻5克、柴胡5克、以升阳引药上行。

眩晕甚者，加天麻疏风。

脱发者，加鹿角胶10克、熟地15克以峻补精血。

（3）补中益气升阳汤

【组成】红参面10克（冲服），神曲10克，炙黄芪20克，升麻、柴胡各5克，炒白术、茯苓、麦芽、谷芽各15克，炒薏苡仁30克，炒陈皮、炙甘草各5克。

【功效】补中益气升阳。

【适应症】高血压，中气虚弱型。症见头晕，目眩，耳鸣头痛，气短乏力，语声低微，神疲肢倦，口淡纳呆，大便溏薄，舌苔薄白，质淡，边有齿痕，脉细弦，重按无力。

【用法】每日1剂，水煎，早晚分服。

（4）补中益气汤

【组成】人参10克，黄芪15克，甘草10克，当归15克，陈皮10克，升麻10克，柴胡10克，白术15克。

【功效】益气升阳降浊。

【适应症】原发性高血压，中气虚弱型。症见眩晕耳鸣，头痛且胀，气短便溏，脉沉且无力。

【用法】每日1剂，用清洁冷水浸泡上述药物30分钟，武火煎沸后，文火煎煮30分钟，取汁300毫升，每次150毫升，早晚空腹服。

3. 肾精不足

（1）河东大造丸

【组成】紫河车、麦门冬、天门冬、牛膝各5克，黄柏、杜仲各5克，熟地黄、龟板各10克，炼蜜为丸。

【功效】补益肾精，充填脑髓。

【适应症】老年性高血压，病程日久，症见眩晕耳鸣，健忘，腰酸怕冷，肢冷便溏，阳痿或夜梦遗精。

【用法】每次1丸，每日3次口服。

【方解】方中熟地黄、麦冬、天冬补气血而益真元；紫河车、杜仲、牛膝补肾益精血；黄柏清妄动。

【加减】可选加菟丝子、山萸肉、鹿角胶、女贞子、莲子等以增强填精补髓之力。若眩晕较甚者，可加牡蛎、鳖甲、磁石、珍珠母之类，以潜浮阳。

若遗精频频者，可选加莲须、芡实、桑螵蛸、沙苑，复以固肾涩精。

偏阴虚者，选左归丸以补肾滋阴；偏阳虚者，选右归丸以补肾助阳。

（2）复方中药降压Ⅱ号

【组成】黄芪、沙参、枸杞、生山楂、寄生、杜仲各12份、黄精、生地、红花各9份，车前草30份。

【功效】滋补肝肾。

【适应症】高血压，肝肾阴虚型。

【用法】上药研末压成片剂。每次4~6片，每日3次，口服。

【方解】方中黄精、沙参、红花、生山楂具有活血化瘀、抗凝聚、降脂等作用；枸杞、黄精、生地、黄芪、车前草等均有降压作用。且黄芪和黄精分别具有类皮质激素及抑制肾上腺皮质激素的作用，可调整机体的代谢、内分泌和免疫功能的平衡。

（3）滋肾养肝汤

【组成】生地、山药、何首乌各30克，桑寄生、枸杞子、杜仲、川牛膝各15克，天麻、山萸肉、牡丹皮、泽泻、白芍各15克，珍珠母15~30克。

【功效】滋补肝肾，育阴潜阳。

【适应症】高血压，肝肾阴虚型。症见头晕耳鸣，头痛目眩，咽干口渴，手足心热，心烦意乱，失眠多梦，腰酸尿频，舌红少苔或苔薄白黄，脉弦数或弦细。

【用法】每日1剂，水煎，早晚分服。

（4）补肾降压方

【组成】生地15克，枸杞15克，钩藤（后入）30克，泽泻15克，杜仲15克，女贞子15克，茯苓15克，丹参15克，地龙15克，何首乌15克，桑寄生15克，牛膝15克。

【功效】滋补肝肾。

【适应症】高血压，肝肾阴虚型。症见头晕、头痛，耳鸣目花，腰膝酸软，手足心热，夜尿频数，失眠多梦、健忘，烦躁易怒，口干舌燥，舌红少苔，脉沉细数或弦数。

【用法】将药物加工成冲剂，每次1袋，每日3次，30天为1疗程。或是水煎服。

（5）活血降压Ⅲ号

【组成】丹参、元参各15克，当归5克，川芎、红花、枸杞子各10克，赤芍、白芍、怀牛膝、杜仲、旱莲草、女贞子各15克，龟板30克。

【功效】活血化瘀，滋养肝肾。

【适应症】高血压，血瘀、肝肾阴虚型。症见为头昏晕痛，目涩视糊，耳鸣腰酸，心悸寐差，精神不振，记忆力减退，腰膝无力，舌质嫩红而黯，舌边有瘀点或瘀斑，舌下脉络瘀紫，苔少，脉弦细带数或细涩。

【用法】每日1剂，水煎，早晚分服。30天为1疗程。

【加减】兼气虚者加太子参。

舌光红无苔者加麦冬、生地。

失眠心悸者加酸枣仁、柏子仁。

阳亢明显者，加珍珠母、石决明、夏枯草。

阴虚有热者，加知母、黄柏。

【药理】据研究，丹参、当归、川芎、红花、赤芍、牛膝均抑制血小板活性，降低血液黏度，解除红细胞聚集，扩张血管，疏通微循环，使微循环和血黏度得到改善，血液运行流畅，血供平衡得以恢复，从而达到降压的目的。

(6) 益气温阳汤

【组成】附片5克，桂枝10克，茯苓15~20克，防己15克，白术15克，白芍15~30克，牛膝15~20克，赤小豆20~30克，黄芪15克。

【功效】益气温阳，健脾利水。

【适应症】高血压，症见畏寒、脉虚、苔白滑及舌底青紫。

【用法】每日1剂，水煎，早晚分服。

【加减】气虚重者，用黄芪30克，加党参15克。

痰湿盛，加半夏10克、陈皮5克、枳壳5克、竹茹10克，去白芍、牛膝。

气滞加元参10克、香附5克、郁金10克、玫瑰花5克，去黄芪、白术。

血瘀加丹参15克、牡丹皮15克、泽兰15克，白芍改赤芍，去白术。

尿量少加车前子15克、泽泻20克。

兼肝阳亢者加夏枯草、白蒺藜、钩藤，去附片、黄芪。

肾阴阳两虚，酌加潼蒺藜、补骨脂、菟丝子、二至丸、麦冬、玉竹、熟地。

水湿化热出现伤阴化燥，加桑白皮、茅根、龟板、地骨皮，去附桂、白术、赤小豆，茯苓用量酌减。

肥胖及高血脂，加荷叶、竹茹、谷麦芽、指迷茯苓丸等。

(7) 降压Ⅲ号方

【组成】生地、金雀根各15克，当归、海藻、怀牛膝、天仙藤、枸杞子、仙灵脾各10克，杜仲、钩藤（后下）各15克，灵磁石30克（先煎），黄柏15克。

【功效】补益肝肾。

【适应症】高血压，肝肾亏虚型。临床表现有头昏晕痛，目涩视糊，耳鸣，烦劳则面赤升火，神疲，腰酸腿软，肢麻，足冷，夜尿多，口干苔少，舌红或偏淡，脉细或数或沉。

【用法】每日1剂，水煎，早晚分服。

【加减】头眩，面颧潮红去仙灵脾，加牡蛎、龟板、鳖甲。

烦热，去仙灵脾加知母。

肢麻，加稀莶草、炙地龙。

失眠，加枣仁、阿胶。

心悸气短，加紫石英、五味子。

神疲倦怠，大便不实去黄柏，加党参、淮山药。

怯寒，足肿，去黄柏，加附子、白术，金雀根易黄芪。

(8) 引火归原汤

【组成】地黄15克，枣皮10克，山药10克，丹皮10克，泽泻10克，茯苓10克，官桂5克，牛膝10克。

【功效】滋阴益肾，引火归原。

【适应症】高血压，肾虚型。主症为头痛、眩晕，伴腰酸腿软，下半身冷，头面烘热或面部浮红，或自觉热气上冲巅顶，舌红苔少或薄黄苔，脉弦细。

【用法】每日1剂，水煎，早晚分服。

【加减】头痛甚者加石决明15克；眩晕重者加天麻10克。

失眠多梦者加珍珠母10克。耳鸣如潮者，加生牡蛎15克。

腰酸腿软明显者，加杜仲、补骨脂各10克。肢体麻木者加鸡血藤、桑寄生各13克。

(9) 加味济生肾气汤

【组成】附片10克，肉桂15克，熟地15克，山药15克，枣皮15克，丹皮15克，泽泻15克，茯苓15克，车前子30克，淮牛膝15克，巴戟天15克，淫羊藿15克，龙骨15克，丹参30克。

【功效】温阳利水，活血降压。

【适应症】高血压，脾肾阳虚型。以头晕、头痛，心悸失眠，腰酸腿软，便溏，舌淡胖嫩，苔薄，脉弦为主要症状。

【用法】附片用开水先煎3小时，后入诸药再煎30分钟即可。每日1剂，水煎，早晚分服。

(10) 加减地黄饮子

【组成】熟地、杜仲、麦冬各15克，巴戟天、山萸肉、茯苓、泽泻各15克，肉苁蓉10克，肉桂5克，附片5克，五味子、石斛、石菖蒲、远志各10克。

【功效】滋阴补阳。

【适应症】高血压，阴阳两虚型。临床症见头晕目眩，心悸气短，步履不稳，失眠易惊，形寒肢冷，便溏纳差，遗精阳痿，舌质淡红，苔薄白，脉细弱或细弦。

【用法】每日1剂，水煎，早晚分服。

（11）枸杞降压液

【组成】枸杞子、杜仲、生地、肉苁蓉、牛膝。

【功效】补肾填精降压。

【适应症】中老年高血压，肾虚型。常见头晕、目昏、疲倦、耳鸣、耳聋、腰酸痛、膝酸软、足心（跟）痛、气促息短、五更泻、腰以下肿、健忘、畏寒、肢冷、尿失禁、尿有余沥、夜尿频多、善恐等肾虚表现。

【用法】上药制成口服液，每支10毫升，相当于生药10克。每次10毫升，每日2次，连服3个月。

（12）活血降压方

【组成】丹参、生黄芪、杜仲各15克，当归、川芎、淫羊藿、肉苁蓉、红花各10克，熟地、桑寄生各15克，黄柏5克，灵磁石30克。

【功效】活血化瘀，调补阴阳。

【适应症】高血压，血瘀、阴阳两虚型。临床表现为头晕眼花，耳鸣腰痛，腰腿酸软，精神不振，阳痿遗精，或月经不调，间有潮热，肢清足冷，夜尿频数，或自汗盗汗，舌质淡黯或嫩红，质胖，舌有瘀点或瘀斑，舌下脉络瘀紫，脉沉细或细涩。

【用法】每日1剂，水煎，早晚分服。30天为1疗程。

【加减】头眩、面颧潮红，去淫羊藿，加牡蛎、龟板、鳖甲。

烦热去淫羊藿加知母。

肢麻加白芍。

心悸气短加紫石英、五味子。

失眠加枣仁、阿胶。

神疲倦怠，大便不实，去黄柏，加党参、淮山药。

畏寒肢冷，足跗浮肿者，去黄柏，加附子、白术、炒苡仁等。

4. 痰浊中阻

（1）半夏白术天麻汤

【组成】半夏、大枣各15克，白术、天麻、陈皮、茯苓各10克，甘草、生姜各5克。

【功效】燥湿化痰，健脾和胃。

【适应症】高血压，痰浊中阻型，多见肥胖者。

【用法】每日1剂，水煎，早晚分服。

【方解】方中半夏燥湿化痰，白术健脾去湿，天麻熄风止头眩为主药；茯苓、甘草、生姜、大枣健脾和胃；陈皮理气化痰。

【加减】若眩晕较甚，呕吐频作者，加代赭石、竹茹以镇逆止呕。

若脘闷不食，加白蔻仁、砂仁等芳香和胃。

若耳鸣重听，加葱白、郁金、菖蒲以通阳开窍。

若痰阻气机，郁而化火，症见头目胀痛，心烦口苦，渴不欲饮，苔黄腻、脉弦滑者，宜用黄连温胆汤以化淡泻热。

（2）健脾化痰方

【组成】党参15克，白术10克，茯苓25克，炙甘草10克，陈皮5克，半夏15克，泽泻20克，川朴10克。

【功效】健脾祛湿，理气化痰。

【适应症】高血压，脾虚痰阻型。症见头晕，身重，胸闷脘胀，口淡泛恶，肢倦腿肿，舌质胖嫩有齿印，脉濡或滑。

【用法】每日1剂，水煎，早晚分服。

【药理】本方有排钠利尿作用，降低血管内和细胞外容量，从而起到降压作用。

（3）益气化痰汤

【组成】黄芪40克，白术20克，茯苓20克，党参20克，半夏15克，陈皮10克，白芍20克，川芎10克，胆星10克，丹参

20克。

【功效】益气化痰。

【适应症】原发性高血压，气虚、痰湿内阻型。症见头晕，头痛，头胀，耳鸣、眼花，胸闷，乏力，心悸，大便稀溏，舌淡苔薄白或苔厚腻，脉虚弦。

【用法】每日1剂，水煎，早晚分服。30天为1疗程。服药期间酌情忌食高脂食物，适量活动，治疗1～4疗程。

【药理】现代药理研究证明，黄芪、党参、白术等补气药，具有促进机体代谢、调节心脏功能、扩张或收缩血管及利尿等作用，从而达到调节血压的目的。化痰类药，如茯苓、半夏、陈皮、胆星等均有不同程度的调节内分泌、调节体内代谢、调节血脂、促进消化功能、利尿及降压作用。

（4）加减半夏白术天麻汤

【组成】半夏、陈皮、胆南星、菖蒲各10克，白术、天麻、茯苓、泽泻、猪苓各15克，决明子、生山楂、车前子（布包）、丹参各30克，川芎15克。

【功效】化痰祛湿。

【适应症】高血压，痰湿壅盛型。临床表现为头目昏蒙，头痛如裹，胸闷脘痞，体多肥胖，肢倦嗜睡，口多痰涎，舌红苔白腻或黄，脉弦滑。

【用法】每日1剂，水煎，早晚分服。

（5）芩连温胆汤

【组成】黄芩、黄连各10克，半夏、竹茹、枳实各10克，陈皮10克，甘草5克，茯苓5克。

【功效】清化热痰，降逆开窍。

【适应症】高血压，痰热内盛型。

【用法】煎药前用冷水将药先浸泡1小时，武火煎后，再改文火煎半小时。每日1剂，水煎，早晚分服。15天为1个疗程。

【加减】若头痛目赤，咽干口苦，心烦易怒，舌红苔黄，脉弦数者，加龙胆草、栀子、当归、车前子。

若头痛如刺，胸痛心悸，下肢胀痛，舌质黯有瘀斑或瘀点，脉沉涩者，去黄连，加当归、川芎、赤芍、桃仁、红花、丹参、茺蔚子。

若头晕抽痛，目花耳鸣，肉跳肢麻，舌边尖红，苔黄，脉弦数者，加天麻、钩藤、川牛膝、菊花、决明子、益母草、白蒺藜。

若头晕眼花，腰酸腿软，遗精耳鸣，夜尿频多，舌尖红，苔薄白，脉细弱者，去半夏，加生地、牡丹皮、山萸肉、制首乌、桑寄生。

若头昏且晕，畏寒肢冷，面色白，加附子、肉桂、杜仲。

5．瘀血阻络

（1）通窍活血物

【组成】赤芍、川芎、老葱各10克，桃仁、红花、大枣各10克，生姜10克，麝香2克。

【功效】活血通窍，行瘀通经。

【适应症】高血压，气滞血瘀型。

【用法】每日1剂，水煎，早晚分服。

【方解】方中赤芍、川芎、桃仁、红花活血化瘀；麝香上行，直达头部以祛头部之瘀血；大枣、生姜健脑和胃。

【加减】若兼气虚，身倦乏力，少气自汗，宜加黄芪，以补气行血，黄芪量宜重用。

若兼骨蒸营热，肌肤甲错，可加牡丹皮、黄柏、知母、生地以养阴清热，祛瘀生新。

（2）化瘀清散汤

【组成】柴胡10克，葛根、丹参各10～15克，杭菊、桑枝各15克，丹皮、赤芍、红花、地龙各10克，薄荷10克。

【功效】化瘀清热，清脑明目。

【适应症】高血压，瘀热型。临床症状为头痛头晕，耳鸣眼花，心悸失眠，恶心呕吐，有热上冲感，面色晦暗或唇色发绀，舌质黯或黯红，舌下脉络曲张，舌苔黄，脉涩或结代，弦或弦数。

【用法】每日1剂，水煎，早晚分服。

【加减】瘀象明显者加甲珠、三棱、莪术；热象明显者加黄芩。

便秘者，加大黄。头痛甚者，加蔓荆子。

浮肿者，加益母草、泽兰。

夹痰者，加天竺黄、竹沥、胆南星。

治疗获效，血压下降后，酌去薄荷、柴坍、地龙、红花。

（3）温阳化瘀降压汤

【组成】附子5～10克，党参、白术、补骨脂、仙灵脾各10克，川乌、草乌各5克，丹参、淮牛膝各10～15克，全蝎2～4只，生牡蛎、生龙骨各15～30克，小蓟根15～30克。

【功效】温阳益气，潜阳化瘀。

【适应症】高血压，阳虚瘀血型。症见形寒，肢冷，头痛有定处，眩晕乏力，肢端麻木，腰膝酸软，大便溏薄，下肢浮肿，舌质晦暗，舌体胖嫩，边有齿痕等。

【用法】每日1剂，水煎，早晚分服。

【药理】草乌可减缓血液循环之速率，使血压降低；全蝎、小蓟根均有降压之效。

（4）降压Ⅱ号方

【组成】丹参、钩藤（后下）、制首乌、桑寄生、小蓟各15克，怀牛膝、白蒺藜、天仙藤、夏枯草、牡丹皮、广地龙各10克，牡蛎30克（先煎）。

【功效】调气和血。

【适应症】高血压，气血失调型。临床表现有头痛、头胀，或痛如针刺，面色黯红，时有烘热，胸部有紧压感或刺痛，心悸，肢麻，妇女月经不调，舌质偏黑黯，或紫或瘀斑，苔薄，脉或细、涩、细代。

【用法】每日1剂，水煎，早晚分服。

【加减】头痛，加川芎。

颈项强急，加葛根。

胸痛、胸闷，加栝楼、郁金、片姜黄。

肢麻不利，加鸡血藤、红花。

胸胁闷胀或窜痛，加柴胡、青木香。

妇女月经不调，加茺蔚子。

(5) 逐瘀降压汤

【组成】当归、桃仁各10～15克，红花、牛膝、川芎、赤芍各15克，生地15～20克，枳壳、桔梗、柴胡、甘草各5～10克。

【功效】活血通络，祛瘀熄风。

【适应症】高血压头痛，久病入络、血瘀化风型。

头痛特点为：额颞位痛者，常为昏闷、胀痛，以午前为重；颞枕位痛者，多是深部搏动样疼痛，昼轻夜重；巅顶痛者，常呈昏闷、重痛，夜轻昼重。患者常兼眩晕欲仆，手指发麻，视物昏花，耳鸣失聪，或兼心烦，易怒，寐差，甚者彻夜不眠。

以上诸症，多在情绪改变，诸如激动、发怒、抑郁时或之后加重。在气候剧变时，如久雨将晴，或久晴将雨，或遇非时之寒暖，症状明显或加重。

【用法】每日1剂，水煎，早晚分服。

【加减】痛属瘀火化热，且以前额胀痛为剧者，加白芷、生石膏，直达病所，祛风泻热。

疼痛属风盛以巅顶为重者，加羌活、藁本；剧痛者，再加僵蚕、地龙、全蝎、蜈蚣类虫药，以搜剔风邪。

痛兼颈项强者，加葛根、羌活解肌疏风；痛兼眩晕欲仆，耳鸣，眼花者，加杭菊、钩藤、夏枯草等祛风治眩。

化热，症见口苦、咽干者，加酒炒黄芩、龙胆草、牡丹皮清热凉血。

夹寒症见肢冷，脉迟者，加桂枝、生姜解肌散寒。

兼痰浊阻滞，见眩晕，胸闷，呕恶，痰多者，与小半夏汤合用，涤痰治眩。

大便艰燥者，加生大黄。

阴虚血瘀者，与六味地黄汤同用。

气虚血瘀者，加人参、黄芪。

（6）补阳还五汤

【组成】黄芪60克，当归尾10克，川芎10克，赤芍15克，桃仁5克，红花5克，地龙30克。

【功效】益气活血，祛瘀通络。

【适应症】高血压，气虚血瘀型，多见于中风后遗症患者。

【用法】每日1剂，水煎，早晚分服。

（7）加减血府逐瘀汤

【组成】柴胡、枳壳、当归、桃仁、红花各10克，川芎、川牛膝、生地各15克，丹参、菊花、钩藤、灵磁石、炒枣仁各30克。气虚者加黄芪15~30克。

【功效】理气活血，平肝安神。

【适应症】高血压，气滞血瘀型。临床症见头晕目眩，胸胁胀痛或闷痛，夜晚加重，心悸怔忡，肢麻体软，失眠多梦，夜尿频数，舌质黯红或有瘀斑，苔白，脉弦紧或沉弦。

【用法】每日1剂，水煎，早晚分服。

（8）参芪化瘀汤

【组成】丹参、黄芪各30克，当归、黄精各15克，炒枣仁、生山楂、葛根各20克，生蒲黄15克。

【功效】益气化瘀。

【适应症】高血压。症见眩晕乏力，动则气短，头痛有定处，胸闷胸痛，肢体麻木，舌质黯。

【用法】每日1剂，水煎，早晚分服。30天为1疗程，服用1~2个疗程。

【加减】手足胀感，加泽泻。面足浮肿，加车前子、冬瓜皮。畏寒肢冷，加仙灵脾。

头胀便干，加草决明。

肢麻甚者，加地龙。

腰酸耳鸣，加女贞子。

(9) 天麻降压方

【组成】天麻（先入）15克，钩藤（后入）30克，茯苓15克，地龙15克，丹参15克，玄参10克，石决明（先煎）30克，车前子（包煎）15克。

【功效】平肝熄风。

【适应症】高血压，气虚血瘀痰阻型。症见头晕，头痛，手足麻木，气短乏力，心悸嗜卧，口唇或指甲青紫，头重如蒙，食欲不振，下肢浮肿，舌质黯或舌体胖大，苔白腻，脉沉涩或弦滑。

【用法】每日1剂，水煎，早晚分服。

【加减】偏气虚，加党参、黄芪。

偏血瘀，加川芎、红花。

偏痰阻，加半夏、胆星。

(10) 仙柏补阳还五汤

【组成】生黄芪60克，仙灵脾20克，黄柏10克，当归15克，川芎15克，赤芍15克，桃仁10克，红花10克，地龙15克。

【功效】补肾益气，活血化瘀。

【适应症】高血压，肾气虚血瘀型。

【用法】每日1剂，水煎，早晚分服。

【药理】仙柏补阳还五汤有明显的降低收缩压和舒张压的功效，同时可明显降低总胆固醇及甘油三酯合是。药理研究证明，仙灵脾和黄柏有较强的降压效果；黄芪中含有Y－酪氨酸，能起到降压作用；当归、赤芍、川芎、桃仁、红花及黄柏均有不同程度钙通道阻滞作用，这可能是本方降压作用的另一机制。

6. 心阴不足

(1) 天王补心丹

【组成】生地黄15克，当归15克，天门冬15克，麦门冬15克，柏子仁15克，酸枣仁15克，党参10克，玄参10克，丹参10克，茯苓10克，远志10克，桔梗10克，五味子5克，朱砂

0. 3克。

【功效】滋养阴血，宁心安神。

【用法】每日1剂，水煎，早晚分服。冲服朱砂。

【适应症】高血压，心阴不足型。

【方解】方中天门冬、麦门冬、玄参、生地养阴清热，当归、丹参补血养心，党参、茯苓补心气，酸枣仁、柏子仁、五味子、远志养心安神，朱砂镇心安神。

【加减】如心动悸、脉结代者，属气虚血少，血不养心，则宜加炙甘草、阿胶、黄芪益气养血，滋阴复脉。

如热病伤阴，心阴不足，则可加生脉散养阴益气。

（2）朱砂安神丸

【组成】朱砂0. 5克，黄连10克，甘草10克，生地15克，当归15克。

【功效】滋阴清热，安神定志。

【适应症】高血压，阴虚并心火内动型。

【用法】每日1剂，水煎，早晚分服。冲服朱砂。

【方解】本方适宜于阴虚不甚而心火内动者。生地、当归滋阴养血，黄连清心泻热，朱砂镇心安神，甘草调和诸药。

【加减】如阴虚阳亢，加龙骨、牡蛎。

阴虚热甚，加地骨皮、胡黄连清虚热。

7. **痰火内扰**

（1）温胆汤

【组成】黄连10克，山栀子10克，法半夏10克，陈皮10克，茯苓10克，竹茹10克，枳壳5克。

【功效】化痰清热，和中安神。

【适应症】高血压，痰火内扰型。多见于肥胖、平素性情急躁者。

【用法】每日1剂，水煎，早晚分服。

【方解】本方用半夏、陈皮、竹茹、枳壳理气化痰，和胃降逆；黄连、山栀清心降火；茯苓宁心安神。

【加减】如伴有心悸惊惕不安者，再可加入珍珠母、朱砂之类以镇惊定志。

若痰食阻滞，胃中不和者，可合用神曲、山楂、莱菔子以消导和中。

（2）导痰汤

【组成】半夏10克，枳实10克，制南星10克，陈皮15克，茯苓15克，甘草10克。

【功效】理气化痰，定心安神。

【适应症】高血压，痰浊阻滞型。症见头昏蒙，胸脘痞闷，痰多，食少，腹胀。

【用法】每日1剂，水煎，早晚分服。

【方解】方中以半夏、陈皮理气化痰，茯苓健脾渗湿，甘草和中补土；枳实、制南星行气除痰。

【加减】如伴心神不宁，心悸善惊则加酸枣仁、柏子仁、远志养心安神。

（3）星蒌承气汤

【组成】胆南星10克，全瓜蒌10克，生大黄110克，芒硝10克。

【功效】泻热通腑，化痰开窍。

【适应症】高血压，痰热腑实型。症见大便干燥，痰多，伴肢体麻木。

【用法】先煎胆南星、全瓜蒌，大黄后下。每日1剂，水煎，早晚分服。冲服芒硝。

【方解】方中胆南星、全瓜蒌清化痰热；生大黄、芒硝通腑导滞，药后大便通畅，腑气通，痰热减，则大黄、芒硝酌情减量或停用，给予清化痰热、活血通络药，如丹参、赤芍、茯苓、生地、天麻、钩藤、菊花、珍珠母。

【加减】如痰热内蕴而伤阴，可适当加生地、沙参、麦冬、玄参、夜交藤等育阴安神之品。

8．肝郁化火

（1）龙胆泻肝汤

【组成】龙胆草15克，柴胡15克，黄芩15克，木通15克，山栀子10克，泽泻10克，车前子（包煎）10克，当归10克，生地10克，甘草10克。

【功效】疏肝泻热。

【适应症】高血压，肝郁化火型，多多见更年期的妇女，头晕头痛，时轻时重，急躁易怒等。

【用法】每日1剂，水煎，早晚分服。

【方解】方中龙胆草、黄芩、栀子清肝泻火，泽泻、木通、车前子清利肝经湿热，当归、生地养血和肝；柴胡疏畅肝胆之气，甘草和中，可加茯神、龙骨、牡蛎以镇心安神。

【加减】如胸闷胁胀，善太息者，加郁金、香附疏肝解郁。

（2）二仙汤

【组成】仙茅、仙灵脾各15克，当归、巴戟天各10克，黄柏、知母各10克。

【功效】温阳补肾，滋阴泻火。

【适应症】高血压女性患者。症见月经不调，头晕，头痛，眩晕耳鸣，烦躁易怒，腰痛腿酸等。

【用法】每日1剂，水煎，早晚分服。

（3）加味二仙汤

【组成】当归、白芍、仙灵脾、仙茅、枸杞子各15克，珍珠母、丹参各20克。

【功效】泻相火，滋阴潜阳。

【适应症】高血压女性患者，常见月经不调。

【用法】每日1剂，水煎，早晚分服。

【加减】高血压，肝气郁滞型。症见胸胁支满，善太息，兼有月经不调，经期腹痛，白带多，胸闷，食欲不振，苔微白，脉弦者，主方加柴胡、香附、佛手片。

气虚痰浊型，症见眩晕，胸闷食少，倦怠乏力，或恶心吐痰，舌体胖，舌边齿痕，苔白腻或浊腻，脉弦或滑者，主方加陈皮、制半夏、赭石。

阴虚阳亢型，症见眩晕耳鸣，头痛且胀，面红目赤，急躁易怒，健忘心悸，夜睡不宁，腰膝酸软，舌质红，脉弦数或脉细数者，主方加天麻、钩藤、茺蔚子、杜仲。

若肝阳化风，出现抽搐等症，宜镇肝熄风，方用镇肝熄风汤主之，或配合针灸风池、百会、合谷、太冲穴。

肝肾阴虚型，症见头晕目眩，健忘失眠，耳鸣如蝉，咽干口燥，胸部隐痛，腰膝酸软，五心烦热，颧红盗汗，月经量少或已闭经，舌红少苔，脉沉细或弦细数，主方加首乌、生地、女贞子、旱莲草、五味子。

阴阳两虚型，症见眩晕，眼花，耳鸣，自汗盗汗，气短喘息，腰膝酸软、肿胀，脉细涩或结代或促，舌苔白，质红。

阴虚者，主方加山萸肉、生地、龙骨、牡蛎；阳虚者加桂枝、附子、茯苓。

（4）仲菟归母味龟汤

【组成】炒杜仲 20 克，菟丝子 15 克，当归 15 克，知母 10 克，五味子 10 克，龟板 15 克。

【功效】调节阴阳，补肾泻火。

【适应症】妇女更年期高血压。

【用法】每日 1 剂，水煎，早晚空腹服。

【加减】眩晕甚者，加钩藤（后下）15 克。

心悸失眠，加茯神 15 克。

潮热盗汗，加黄柏 10 克。

大便秘结，加生大黄（后下）5 克、生首乌 15 克。

【药理】现代药理研究，五味子能增强中枢神经的兴奋和抑制过程，并使之趋于平衡，能提高工作效能，减轻疲劳，调节心血管系统，改善血液循环，调节胃液分泌，兴奋子宫，降低血压。

(5) 逍遥降压汤

【组成】牡丹皮、栀子、黄芩、菊花、柴胡各15克，白芍、茯苓、钩藤、夏枯草各30克，当归、薄荷各10克。

【功效】疏肝解郁，泻火清热，标本兼治。

【适应症】高血压，肝郁化火型。症见心烦急躁易怒，头晕，头胀头痛，失眠，心悸等。

【用法】每日1剂，水煎，早晚分服。

【加减】肝郁气滞显著者，酌加香附、郁金或甘松。

失眠多梦者，加炒枣仁或夜交藤。

心悸明显，加柏子仁或莲子心。

头痛项强者，加川芎、葛根。

若有伤阴之象，症见两目干涩，口干咽燥，加元参、知母。

腰膝酸软者，加寄生、牛膝。

浮肿者，加泽泻。

个别患者有显著阳亢见证，酌加代赭石或生龙牡等重镇潜降之品。

【药理】方中牡丹皮、栀子、黄芩、菊花、钩藤、夏枯草及柴胡所含皂苷均有降血压作用。本方治疗高血压病的机制，可能是通过对大脑皮层高级神经活动和植物神经系统功能的调节作用，改善心脏和外周血管的功能状态而实现的。

(6) 降压Ⅰ号方

【组成】钩藤15克，珍珠母（先煎）30克，炒黄芩、夏枯草、罗布麻叶、海藻各10克，青木香5克，桑寄生、大生地、稀莶草、小蓟各15克。

【功效】熄风潜阳，清火化痰。

【适应症】高血压，风阳痰火型。临床表现有头晕目眩，昏胀疼痛，或颞顶掣痛，面赤火升，头筋跃起，脑响耳鸣，烦躁不寐，肢麻肉瞤，口干口苦，舌红苔黄，脉弦滑数。

【用法】每日1剂，水煎，早晚分服。

【加减】肢麻不利加臭梧桐、地龙。

面红目赤，便秘，加龙胆草、决明子或大黄。

心烦不寐，鼻衄，加黄连、山栀子。

头晕痛剧，加蝉蜕。

头昏重，咯黏痰，胸闷，舌苔厚腻，酌加竹沥、半夏、陈胆星、栝楼等。

(7) 疏肝Ⅰ号

【组成】柴胡、杭芍、香附、枳壳等药。

【功效】疏肝理气解郁。

【适应症】高血压，肝郁型。症见精神抑郁或易怒，咽部发梗，两肋胀痛或少腹疼痛，心烦，失眠，手足麻木，脉弦或沉弦，舌苔薄黄，舌质紫黯或有瘀斑。

【用法】每日1剂，水煎，早晚分服。

【加减】肝郁化火，症见头晕，头痛，口干，烦躁，小便短黄者，加钩藤、菊花各15克，葛根30克，以平肝通络。

(8) 钩藤煎剂

【组成】钩藤30克。

【功效】熄风除热，定惊。

【适应症】高血压，尤以肝火亢盛型疗效最好。

【用法】加水100毫升，煎煮10分钟为1日量，分早晚2次分服。

(9) 加味龙胆泻肝汤

【组成】龙胆草、天麻、泽泻各15克，柴胡、栀子各10克，黄芩、木通各10克，生地、菊花、钩藤、决明子各30克，车前子（布包）30克，茵陈15克。

【功效】清热泻火，平肝潜阳。

【适应症】高血压，肝火亢盛型。临床症见头痛目眩，头晕耳鸣，面红目赤，急躁易怒，口苦咽干，便干溲赤，舌质红苔黄，脉弦或弦数。

【用法】每日1剂，水煎，早晚分服。

(10) 活血降压Ⅰ号

【组成】丹参、夏枯草各15克，当归、红花各5克，川芎、柴胡、怀牛膝、钩藤各10克，赤白芍15克，薄荷5克，生牡蛎30克。

【功效】活血化瘀，理气疏肝。

【适应症】高血压，血瘀、肝气郁结型。临床表现为头痛头晕，多愁善感，心烦多梦，胸闷善太息，胁肋胀痛或刺痛，舌质偏黯，或有瘀点瘀斑，苔薄白，脉弦细或细涩。

【用法】每日1剂，水煎，早晚分服。30天为1疗程。

【加减】若气郁化火，可酌加丹皮、栀子、黄芩。肝脾同病，加白术、茯苓、半夏。

肝胃不和，加吴萸、黄连、瓦楞子、代赭石等。

【药理】丹参、当归、川芎、红花、赤芍、丹皮等均抑制血小板活性，降低血液黏度，解除红细胞聚集，扩张血管，疏通微循环，使微循环和血黏度得到改善，血液运行流畅，血供平衡得以恢复，从而达到降压的目的。

(11) 泻青丸

【组成】当归20克，川芎15克，栀子15克，大黄7.5克，羌活15克，防风10克，胆草20克。

【功效】清肝泻火。

【适应症】高血压，肝火上炎型。主要临床表现为头晕头痛，耳鸣如潮，面红目赤，口苦咽干，胁肋灼痛，烦躁易怒，不寐或多梦，便秘溲赤，舌红苔黄，脉弦或弦数。

【用法】每日1剂，水煎，早晚分服。

【加减】兼见心悸气短、胸闷、心前区疼痛者，加龙骨、牡蛎、川连、黄芩、党参、郁金、元参、蒲黄、灵脂、三七。

兼见肢体麻木活动受限者，加桑枝、钩藤、地龙、蝉蜕、天麻、僵蚕、全蝎、蜈蚣、鸡血藤。

兼见尿频腰痛者，加山茱萸、益智仁、芡实、桑螵蛸、黄柏、寄生、杜仲。

（三）常用的单味降压中药

1. 常用中草药

中药降压作用是肯定的，经临床观察，约有一百多种具有比较好的降压功效的单味药。现将主要的例举如下。

（1）钩藤

本药是茜草科植物，味甘，性微寒，归肝心二经，具有平肝熄风、清热解痉的功效。由于它能刺激心血管系统的感受器，引起血管舒张，降低外周阻力，近年来，常作为治疗高血压病的首选药物。但有人认为，它降低收缩压的作用比舒张压更明显，因此对早期患者效果较好。

（2）罗布麻叶

本品为夹竹桃科植物，味甘苦，性偏凉，具有清火降压、强心利尿功效。在民间以罗布麻叶当茶饮，可防止头晕。西北植物研究所用红罗布麻治疗596例高血压患者，结果证明在降压、改善症状、恢复劳动力方面均有一定疗效。青海省用白罗布麻治疗100例高血压患者，总有效率达70%以上。一般每天3～6克，开水冲泡当茶喝即可。

（3）臭梧桐

本药为马鞭草科植物，有臭气，所以叫臭梧桐。本药味苦且甘，性偏寒，具有降血压、祛风湿的作用。药用其根及叶。经实验证明，有一定的降压作用。目前，市售的制品有两种：一种是血压平片，用量是每次2～4片，每日3次。一种是八角梧桐片，每片0.5克，用量是每日10～16克，分3～4次服用。由于它降压温和，副反应少，对年老且并发动脉硬化的患者尤为相宜。

（4）中国萝芙木

本药为夹竹桃科植物，味苦，性寒，具有清热降压、散风消肿的功效。主产于广东、广西、云南和海南等地。药用其根，有明显的降压作用，且毒性较低，总有效率为68.8%，对早期高血压病效果较好。有人还观察到它对扩张冠状血管、提高心功能及增加心肌能源供应等都有一定作用，因此认为有利于提高高血压患者心脏的代偿功能。

（5）杜仲

本药为杜仲科落叶乔木，味甘，性温。具有补肝肾，强筋骨，降血压的作用。药用其树皮，常配成10%～20%酊剂应用，每次1～2毫升，每日3次。

（6）莲子心

本药为睡莲科植物莲的成熟种子的绿色胚芽。味苦，性寒，具有清心祛热的作用。临床应用确实有较好的降压效果。它的主要成分是一种叫阿啡的生物碱。经常吃一点莲子心，对于高血压患者是有一定益处的。

（7）地龙

本药为巨蚓科动物参环毛蚓或正蚓科动物背暗异唇蚓等的虫体。味咸，性寒，具有清热平肝、止咳通络的作用，且有良好的降压作用。有人报告，它降压的总有效率在76%以上。目前已经查明，本药降压的有效成分是次黄嘌呤及地龙B。降压的原理是由于它作用于中枢神经系统，引起内脏血管扩张，使血压下降。

（8）野菊花

本药为菊科植物野菊、北野菊或岩香菊的头状花序。味辛甘苦，性微寒，归肝肺经。具有疏风清热、解毒明目的功能。有报道用本药制成流浸膏治疗高血压病，其有效率为68．57%。有人认为，本药的降压机制不是由于减少心输出量，阻滞交感神经节，而是因它能对抗肾上腺素和扩张外周血管的缘故。一般用量15～30克，每日1～2次。

（9）青木香

本药为菊科植物，果实叫马兜铃，它的根便是青木香。味辛苦，性温，有较好的扩张血管与镇静作用，每日30克煎服，或做成粉剂装入胶囊中服用。每日2～5克。服用2个月后，如血压无变化，或有恶心的现象出现，可停止应用。

（10）大翅猪毛菜

学名茨蓬，因它能抑制血管运动中枢和直接扩张血管，民间常用它治疗高血压。近年来不少地方试验证明它降压稳定，作用温和，副反应轻微，为多数患者所欢迎。

（11）灵芝

本药又称菌灵芝或木灵芝，为担子菌类多孔菌科植物。伞状，坚硬，木质菌盖似肾形或半圆形，紫褐色，有漆状光泽。灵芝味甘，性平，无毒。动物实验证明，灵芝具有镇静、镇痛、抗衰老、保护肝脏、抗菌等奇效。

正常人服用灵芝20克，即能降低心率。高血压病患者，取灵芝6克，甘草5克，水煎饮服。日服2次，10日为一个疗程，可持续服用一段时间。

（12）夏枯草

本药为唇形科多年生植物。味辛苦，性偏寒，归肝胆二经，具有清肝火、散郁结、降血压的功效。临床用本药治疗高血压病，取得了较满意的降压效果。一般用30克，代茶饮用。

此外，还有含珠草、广玉兰、鳞菖蒲、仙人对座草、黄柏、山楂、龙胆草、芦荟、当归、山栀、黄连、黄芩、青葙子、地骨皮、锦鸡儿、葛根、杜鹃、夏天无等药，均有不同程度的降压作用，可为临床用药时参考。

2. 疗效较好的中成药

目前治疗高血压的理想中成药有牛黄降压丸、牛黄清心丸等。它们具有清热降压、镇肝息风的功效。用于高血压病表现为头目眩晕，性急易怒，心烦口渴等，尤以有痰热内盛之候者为宜。一般每次服一丸，一日2～3次。还有愈风宁心片、脑立清等也可选用。

（四）常用的降压中药验方

验方是我国传统医学的重要组成部分，不少的验方花钱少，疗效却十分明显，值得广大患者朋友借鉴和使用。

1. 降低血压的验方

验方一

海带根50克浸在水里，次日早餐前半个小时饮用。

由于海带的成分易溶于水，故饮用此水可摄取钙、铁、碘等矿物质，这些成分能使酸性化的体质改变成碱性，故可对高血压有一定治疗作用。

验方二

桑枝23克（鲜品52克）、艾叶23克（鲜品30克），适量水煮至剩一半的分量。每天饭后，分3次饮用，连续服用2~3月，血压即会降低。

验方三

小蓟草、车前草各40克，咸荟草19克，煎服。

验方四

海藻15克、苍术12克、紫菀12克、栀子12克、枳壳6克、香附子6克、桔梗4克、陈皮6克、半夏4克、甘草6克。加3碗水煮至正常后，要继续服用3服，然后每15天服用1次。3~4个月后，再改成每月服用1次，较为理想。

验方五

旱芹菜（支老叶及须）2000~3000克，切碎加水煎，入罐密封，变酸后加糖150~200克。每日1次，每服1碗。

验方六

钩藤、野菊花（全草）各40克，夏枯草、车前草各19克，煎服。

验方七

每天早晨空腹吃糖醋大蒜1~2头，并连带喝些糖醋汁。连吃10～15天，能使血压比较持久地下降。该方对于哮喘性气管炎患者的顽固咳喘也很有效。

验方八

将白胡椒7粒、南杏仁4粒、糯米7粒、桃仁75克、山枝子40克，共研成细末，用鸡蛋或鸭蛋的蛋白调和拌匀，捏成饼状，晚上临睡前，将调好的药饼敷贴在脚心，男贴左，女贴右，以纱布包好。早晨起来将药除去。若脚底出现青色者，则表示血压已降低。轻症2次，重症3次，须连续使用，都很灵验。

验方九

生黄芪12克、归尾7.5克、赤芍15克、川芎15克、地龙4克、桃仁4克、红花4克。以上药材与水3碗煎至剩1碗的分量。

此方法已救治高血压患者百数十人。唯需连服20～30剂，血压可平复。

验方十

蔡鼻草（土牛膝）原为治感冒鼻塞的药物，但以之煎汤当茶饮（不需喝开水），每日服用则能保持血压稳定，永不再患。

生杜仲、草决明、山楂肉各19克，黄柏7.5克，生大黄4克，玉米须75克。水6碗煎至剩3碗，早晨空腹服1碗。午睡及晚上临睡前各服1碗，每日照此法服1剂，轻者半月可好，重者25剂便可见到成效。

验方十一

以芹菜75克、洋葱5片（天然瓣片）、大蒜头5瓣（同上）、荸荠（亦名马蹄）带皮5颗、蕃茄1个。加4碗水用文火煮成1碗，睡前1次吃完。

3. 高血压引起血管硬化的治疗验方

验方一

钩藤、当归各12克，黄芩、杜仲、桑寄生各6克，枳实、淮牛膝各4克。用水煎，每日分2～3次服用。

验方二

石斛、麦门冬、杭菊、元参、牡蛎、肉苁蓉、茯苓、泽泻、连召各23克，五味子、熟地、丹皮、枳实、大黄各15克，蒺藜、柴胡、荆芥、防风、甘草各7．5克，知母、黄芩各12克。做为丸状，每日服12克。

此方名平血丸，专治高血压、血管硬化，又可预防脑溢血。

验方三

每天以山楂12克，置于大茶杯中，用滚水冲泡，代茶饮用，多服可治愈高血压。这是因为山楂可消除血内脂肪（胆固醇），对高血压患者有治疗作用。

验方四

大黄、制半夏各6克，茯苓、桂皮、黄芩、大枣、人参各4克，龙骨、牡蛎各12克。以水煎服，清水2碗煎至只剩半碗即可。每日3次分服。

验方五

胆固醇增多，导致血管硬化，以亚麻仁7.5～15克，用水煎，去残渣，1日2次分服，约半个月即可减轻。

验方六

血管硬化引起膀臂酸痛时，取嫩桑枝40克、蚕砂19克，水煎服。

4．高血压引起头痛头晕的治疗验方

验方一

血管痉挛引起的头痛，可用大玉兰花，每日4～7.5克，以开水冲泡，也可加些白糖，用来代茶饮。若是鲜叶须15～23克，以水煎服。

验方二

头痛并有便秘症状，可取桃仁2克、决明子15克，煎水服用。

如果兼有神经症状（如烦躁不安、失眠时），则用桃仁、火麻子、麻子仁各12克，捣烂研细，水煎去渣。每晚临睡前以蜂蜜少许调入服用，会有意想不到的功效。

验方三

用种在山上的丝瓜头（欲名菜瓜头）40 克、四美草头根 12 克（此草有圆叶、尖叶两种，药用的为开黄色小花，叶如桃叶的尖草）、千斤草（又名牛盾棕，叶如稻叶，丛生，路边到处可见）40 克，以 7 碗水煎成 5 碗，分 2 次，1 日全部服完。

如还感到头晕目眩、心跳急剧，则可再服 1 次。若以此药方加地龙（即蚯蚓，可至中药铺购买），可治愈轻度脑溢血所致的口歪眼斜。

丝瓜头有除瘀化浊的功能，四美草和千斤草则能软化血管，加强血管的弹性，这是一个治高血压的理想药方。

验方五

以海蜇皮 30 克切片和马蹄菜 500 克加适量水入锅中煮，食其汁液。

海蜇皮有镇肝风的作用，能消除高血压引起的头痛；而头晕耳鸣足火热上炎的结果，马蹄菜有解热的作用，这两样食品，对高血压患者都很有益。

验方六

旱芹菜 250 克磨碎绞汁后，加适量的砂糖饮用，这是最经济的方法，且旱芹菜有降压的作用，能镇定肝风，对高血压患者是一大福音。

5. 肾性高血压的治疗验方

验方一

玉米穗 60 克、决明子 12 克、甘菊花 7.5 克一齐加水煎，将残渣除去，汁液分 2 次喝完。

玉米穗有利尿作用，对肾炎、浮肿等有显著的治疗效果，尤其对肾性高血压，功效尤佳。

验方二

海常山 7. 5 克、荅草 4 克，煎水。每日 1 次，最多 3 次可根除，但 1 ~2 日后，应加服活血补肾药，以防患者体虚。

验方三

将鲜葫芦捣烂绞汁，以蜂蜜调服，每次服用半杯至1杯，1日服2次，或煮水服用也可以。特别是对伴有烦热口渴或尿路结石者特别有效。

6. 高血压引起眼底出血的治疗验方

验方一

鲜荞麦叶40~75克、藕节3~4个，用水煎之服用。藕节有止血的效果。

或是用石决明（碾碎）12丸、黄菊花7.5克、草决明子12克，水煎服，效果亦佳。

验方二

若同时伴有吐血及流鼻血的情况时，就用鲜蚕豆花75克，或干花19~23克，以水煎服。

或将鲜蚕豆花蒸馏成“蚕豆花露”，每次服半杯即可。有些地区的中药店有蚕豆花露成品供应。

验方三

每天早晨空腹生吃1~2个蕃茄，约15天可见效。另外，蕃茄易消化，又有防止微血管出血的功能，多吃无妨。

验方四

白木耳或黑木耳4克，清水浸泡一夜，于饭锅上蒸1~2小时，加入适量的冰糖，于睡前服下。

（五）针灸按摩疗法

1. 针灸治疗

除可以用药物治疗高血压病外，针灸也是一种很好的方式，且每每在临床治疗中收到奇效。研究表明，针灸对正常血压影响较小，但能使低血压病患者血压升高，高血压病患者的血压下降。这种现象医学上称之为“双向调节作用”。

经络是经脉和络脉的总称。经有路径的含义，它贯穿上下，沟通内外，为经络系统的主干；络有网络的含义，是经络别出的分支，比经脉细小，纵横交错，网络周身。经络内属五脏，外络肢节，沟通脏腑与体表之间的联系，将人体的脏腑组织器官联系成一个有机的整体。

针刺治疗高血压的疗效已经肯定，为了探索其疗效机制，国内外针灸研究人员在人体和动物身上作了一系列的实验研究，证明针灸对高血压能起到调整作用。这种调节作用表现为：在血压增高的情况下，针刺呈降压效应，针刺降压的主要特点是作用较快，收缩压和舒张压均有递降趋势，但以收缩压最为明显。一般认为针刺 7 ~ 10 次（每日 1 次），血压可降到最低水平，以后针刺效果便不明显，甚至血压又复升高，但停针休息 2 ~ 3 周，再针刺仍有降压效应。血压水平愈高，针刺降压作用愈明显。因针刺降压作用比较缓和，故很少发生类似降压药所导致的副作用。

中医认为，针刺与高血压病相关的经络，可产生经络本身所具有的传导感应，纠正阴阳失调、偏盛偏衰的高血压病的虚实证候，达到补虚泻实的作用，以恢复人体阴阳的相对平衡，使血压下降，并稳定在正常范围。

针刺疗法的降压机制尚不十分清楚，有学者通过实验观察，针刺具有平肝潜阳、滋养肝肾、定心安神作用的穴位，不仅能较快地改善眩晕、头痛等高血压病症状，还能调节神经系统，改善心肌代谢，扩张小动脉，从而促使血压下降。

(1) 治疗高血压的常用穴位

鱼际： 第一掌骨中点，赤白肉际处。

合谷： 手背，第一、二掌骨之间，约平第二掌骨中点处。

曲池： 屈肘，当肘横纹外端凹陷处。

头维： 额角发际直上 0.5 寸。

足三里： 犊鼻下 3 寸，距胫骨前嵴一横指处。

丰隆： 犊鼻穴与外踝高点的中点处。

解溪： 足背外踝关节横纹中央，踇长伸肌腱与趾长伸肌腱之间。

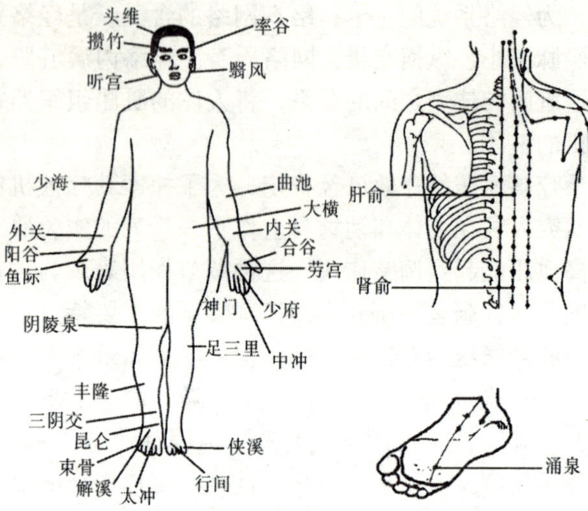

图 4－1 治高血压的常用穴位置图

大横： 脐中旁开 4 寸。

三阴胶： 内踝上 3 寸，胫骨内侧面后缘。

阴陵泉： 胫骨内侧踝下缘凹陷中。

少海： 屈肘，当肘横纹尺侧端凹陷处。

神门： 仰掌，尺侧腕屈肌腱桡侧端，腕横纹上。

少府： 四、五掌指关节后方，仰掌屈指，当小指端。

阳谷： 三角骨后缘，赤白肉际上，当豌豆骨与尺骨茎突之间。

听宫： 耳屏与下颌关节之间，微张口呈凹陷处。

攒竹： 眉毛内侧端，眶上切迹处。

肝俞： 第 9 胸椎棘突旁开 1.5 寸。

肾俞： 第 2 腰椎棘突旁开 1.5 寸。

昆仑： 跟腱与外踝之间凹陷处。

束骨： 足跗外侧，第五跖骨小头后方，赤白肉际处。

涌泉： 足跖屈肘，在足心前 1/3 凹陷中。

内关： 腕横纹上 2 寸，掌长肌腱与桡侧腕屈肌腱之间。

劳宫： 手掌心横纹中，二、三掌骨之间。

中冲： 手中指尖端之中央。

外关： 手背腕横纹上 2 寸，桡骨与尺骨之间。

翳风： 耳垂后下方，下颌角与乳突之间凹陷处。

率谷： 耳廓尖上方，入发际 1.5 寸处。

阳陵泉： 腓骨小头前下方凹陷处。

侠溪： 第四、五趾缝间，趾蹼缘的上方纹头处取。

行间： 足背一、二趾间缝纹头。

太冲： 足背一、二趾骨结合部之前凹陷。

(2) 治疗高血压的常用针灸方法

①常规毫针治疗

【处方】主穴：百会、太阳、风池见（图 4－2）。

配穴：肝阳上亢，选行间、侠溪；痰湿中阻，选头维、阴陵泉、丰隆；肾精亏损，选肾俞、太溪；气血不足，选足三里、脾俞；瘀血阻络，选血海、太冲、阿是穴。

【操作】百会斜刺，太阳向后斜刺或直刺，风池向鼻尖斜刺，肾俞穴向背柱方向斜刺，其他穴直刺。肝阳上亢型用泻法；肾精亏损与气血不足型用补法；痰湿中阻与瘀血阻络用泻法，留针 30 分钟，每日 1 次，7 次为 1 疗程。

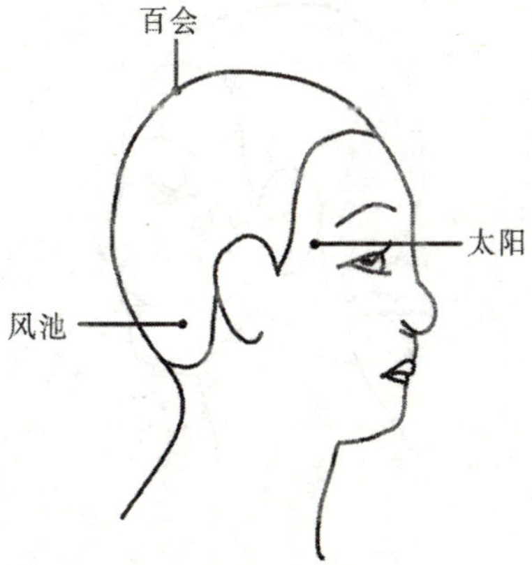

图 4－2 百会、太阳、风池穴位置图

【方义】本病以眩晕、头痛为主症，病位在头部，故以近部取穴为主穴。

百会位于巅顶，太阳居头两侧，风池在项部，三穴合用，能清利头目。肝阳上亢者加行间、侠溪，行间为足厥阴肝经荥穴，侠溪是足少阳胆经荥穴，两穴能平肝潜阳。痰湿中阻者加头维、阴陵泉、丰隆，头维仍胃经穴，位于头部，阴陵泉是脾经合穴，丰隆为胃经络穴，治痰之要穴，三穴合用能化痰利湿降浊。肾精亏损者加肾俞、太溪，肾俞是肾之背俞穴，配胃经之原穴太溪能补肾益精、培元固本。气血不足者加足三里、脾俞，足三里是胃经之合穴，是补脾益气之要穴，配脾俞能调理脾胃，以资气血升化之源。瘀血阻络者加血海、太冲、阿是穴，阿是穴即刺痛部位，刺之能活血止痛，太冲为肝经原穴，疏理肝气，利于血行畅通，血海能调理血分，三穴合用可行气活血止痛。

②特效毫针治疗

▲颈针十五穴刺法

【处方】主穴：哑门、风府、下脑户（风府穴上 1 寸）、风府穴旁开至完骨穴沿颅骨下缘分 6 等份，每隔 1 个等份为一个治病点，左右两侧各取 6 穴以上（见图 4－3）。

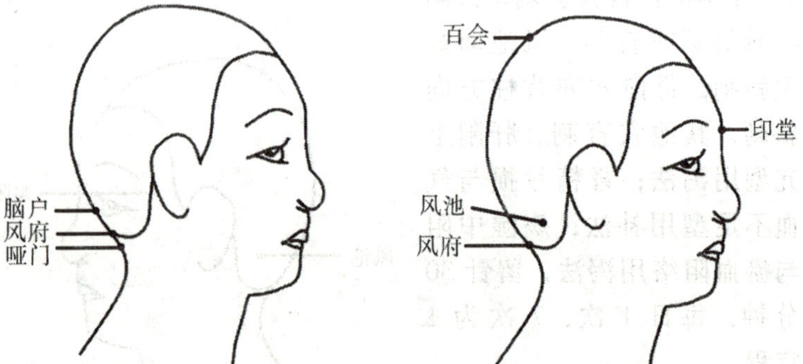

图 4－3 哑门、风府、风池穴位置图

配穴：耳鸣、耳聋，加听宫、听会；恶心、呕吐，加内关、公孙；神疲乏力，加百会、足三里。

【方法】取 30 号 1～1.5 寸毫针，针刺方向除下脑户穴稍偏下斜刺外，余穴均为直刺，进针 1 寸左右，依病情虚实采用捻转补泻手法。一般每日针 1 次，体质虚弱、不耐针刺者隔日 1 次，10 次为 1 疗程。

▲辨证取穴针刺法

【取穴】主穴：百会、风府、风池、上印堂。

配穴：气血不足者，加中脘、足三里、太冲；痰浊中阻，加中脘、丰隆、太冲；风阳上扰，加太冲、太溪；肝胃阴虚，加太溪、三阴交。

【方法】百会穴用 2 寸毫针向后斜刺 1.5 寸，得到酸胀沉重感为度；风府穴用 2 寸毫针直刺 1.5 寸，使酸胀感窜向头顶为佳，不留针；风池用 1.5 寸毫针针尖向对侧眼球刺入 1.0 ~1.2 寸，提插捻转，使酸胀感窜向颞部，不留针；上印堂在印堂上 1 寸，用 28 号毫针向下斜入骨膜下，务必得到沉重紧涩针感。

▲风池穴为主毫针法

【取穴】风池、百会、络却、颈椎夹脊穴（见图 4－4、图 4－5）。

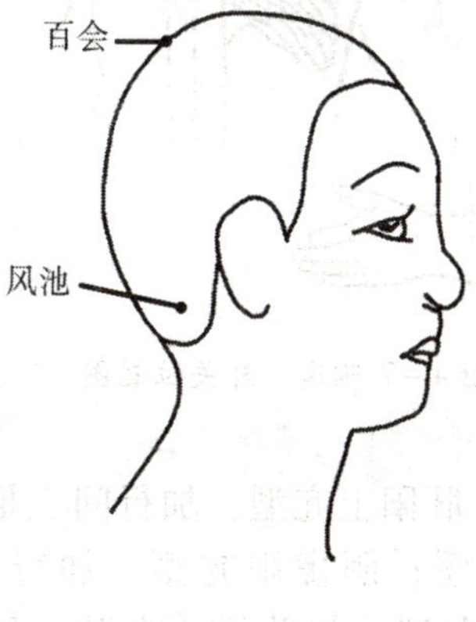

图 4－4 百会、风池位置图

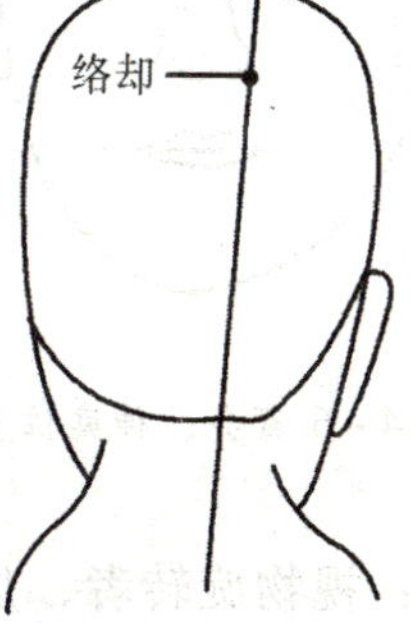

图 4－5 络却位置图

【方法】风池穴，直刺1.0～1.5寸，得气后小幅度（<90°）捻转1分钟，令针感放散到枕、颞部。百会穴针刺时针体与皮肤成30°角飞针刺入，方向指向前顶尖，针体刺入帽状腱膜下层约0.5寸，小幅度捻转1分钟。刺络却，针体与皮肤成15°角飞针刺入，进针0.5～0.8寸，方向指向天柱穴，小幅度捻转1分钟。颈椎夹脊穴，选胸3至胸5棘突下旁开0.5寸处，双侧共6穴，均直刺1.0～1.2寸，针下有麻胀感后小幅度捻转1分钟，然后提至0.5寸处留针。上述各穴每隔5分钟依前法运针1次，留针20分钟，每日1次，10次为1疗程。

▲调督止晕法

【取穴】主穴：神庭、百会、陶道、外关（见图4－6、图4－7）。

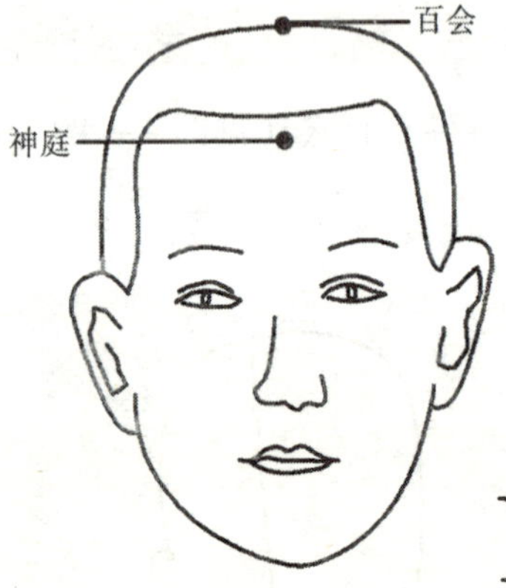

图4－6 百会、神庭位置图

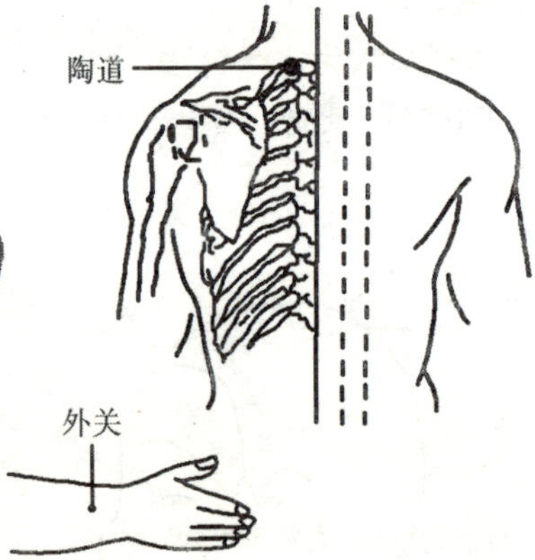

图4－7 陶道、外关位置图

配穴：视物旋转者，加风池；肝阳上亢型，加行间、足临泣；肾精不足型，加三阴交、太溪；阴虚阳亢型，加行间、足临泣、三阴交、太溪；气血亏虚型，加关元、中脘、足三里；痰湿中阻型，加公孙、中脘、丰隆；气滞血瘀型，加后溪、委中。

【方法】手法采用虚则补之、实则泻之，一般平补平泻，委中穴可点刺放血。得气后留针 30 分钟，每日 1 次，10 次为 1 疗程。

▲单穴针刺法

【取穴】完骨穴（见图4－8）。

【方法】直刺完骨穴 0.5～0.8 寸，同时向同侧眼外角直刺 0.5～2.5 寸，直至耳内出现放射样针感或酸麻胀痛感为止。取双侧，采用平补平泻法，留针 20 分钟。另配内关穴，针刺得气即止，不留针，每日 1 次。当症状消除后再针 3～5 次，以巩固疗效。

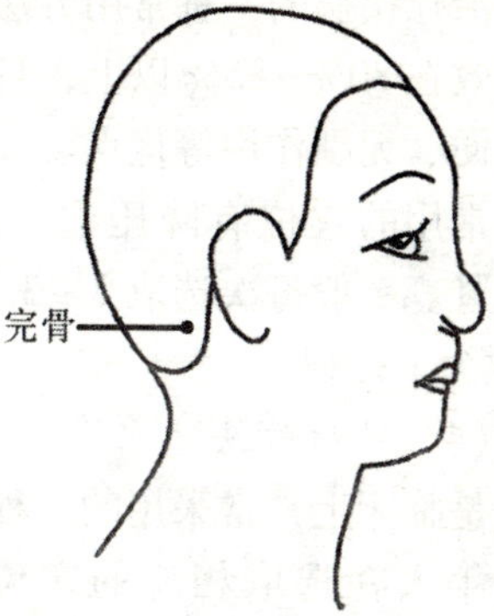

图 4－8 完骨位置图

▲矩阵针灸法

【取穴】主穴：四中穴（在百会穴的前后左右各 2～3 寸处）、风池穴（双）、头颞穴（在太阳穴后 1 寸，与耳尖平行，咬牙时颞部突起处）（见图 4－9）。

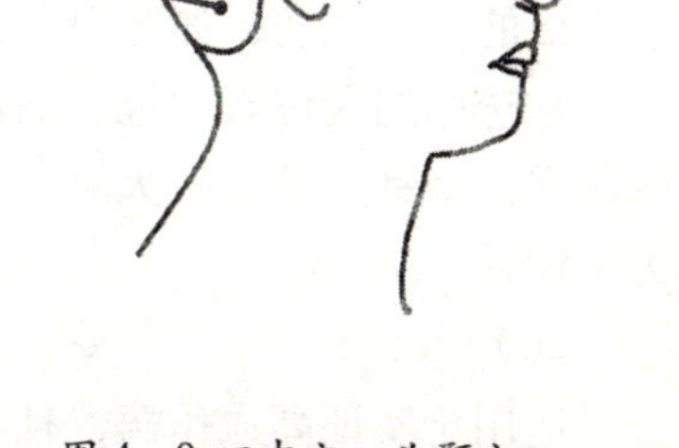

图 4－9 四中穴、头颞穴、风池位置图

配穴：高血压病，配内关、三阴交；低血压病，配外关、足三里，灸关元；神经官能症，配印堂、神门、太溪；其他病配合谷、太冲。

【方法】选用临床常用的 30 号 2 寸毫针 12 只。针刺四中穴，针尖对准百会穴平刺 1.0～1.5 寸；风池穴，针尖对准喉咙头斜刺 1.0～1.5 寸；头颞穴针尖对准耳垂斜刺1.0~1.5寸，针刺得气为度。四肢部配穴按实者泻之、虚则补之原则进行，留针30分钟。

(3) 耳针或耳部贴压法

是以刺激耳部的有关穴位区，来达到调理脏腑功能、疏通经络以治疗疾病的一种常用方法。据报导，耳穴治疗高血压病的近期疗效在80%~85%以上，且具有降压迅速、改善症状显著、操作简便、无副作用等优点。

常用的穴位有降压沟、皮质下、神门、交感、心、高血压点、肾。一般每次选取2~3个穴位，中、强度刺激，隔日1次，10次为1疗程。

(4) 头针疗法

是临床上常常采用的一种方法，尤其是对动脉硬化比较明显的老年人在选取相应的穴位后，其降压效果还是比较令人满意的。

取穴为足运感区、血管舒缩区，沿头皮水平进针，有针感后，间歇运针多次，每次运针时间为2~5分钟，隔日1次，每次留针20分钟，10次为1疗程。

(5) 刺血疗法

刺血疗法顾名思义，即选取一定的穴位，用毫针或三棱针点刺放血，以达到疏通经络、清肝、潜阳重镇、祛风的目的。适用于实证的高血压病，如肝阳上亢型、痰浊中阻型等。

常选用的穴位有大椎、曲泽、委中、太阳等。方法为每次选取两穴，毫针点刺加拔火罐，每次留罐10分钟，1周2次，3次为1疗程。

(6) 水针

适用于实证高血压病，且以眩晕、头痛为主症者。

常用穴位为合谷、太冲、翳明、内关、风池、四渎。

每次选2~3穴，每穴注射5%~10%葡萄糖液3~5毫升，或维生素B_{12}注射液0.5毫升，隔日1次，5~7次为1疗程。

（7）针刺疗法的注意事项

①选择适合的针具

现在多选用不锈钢针具。应根据高血压病患者的体形胖度、病情轻重、体质强弱和所取穴位所在的具体部位选择长短、粗细适宜的针具。如体壮、形肥、针刺部位肌肉丰满者，可选用稍粗稍长的毫针；体弱、形瘦、针刺部位肌肉较浅者，应选用较短较细的毫针。

②选择适当的体位

适当的针刺体位，有利于正确取穴和施术，还可防止晕针、带针和弯针。精神紧张、年老体弱及血压较高的患者宜采取卧位，不宜采用坐位。

③严格消毒

穴位局部可用75%酒精棉球从里向外绕圈擦拭。施术者的手要用肥皂洗刷干净，然后用75%酒精棉球擦拭。针具可用纱布包扎，放在高压蒸汽锅内灭菌，应做到一人一针，若能使用一次性针具更佳。

④掌握正确的针刺方法

正确的针刺角度、方向和深度，可增强针感，提高疗效，还可防止发生意外情况。头面部、胸背部及皮薄肉少的穴位，一定要浅刺；四肢、臂、腹及肌肉丰满处的穴位，可适当深刺。

另外，过于劳累、饥饿和精神紧张者，应等恢复正常后再进行针刺。

2. 按摩治疗

按摩又称推拿，是祖国医学的宝贵遗产。我国人民使用按摩疗法治疗疾病至今已有几千年的历史，实践证明，推拿按摩是防病治病、解除疼痛的重要手段之一。它不仅经济简便，而且疗效好、见效快、无副作用，非常适合高血压病患者用来自我治疗，疗效可靠。

（1）全身按摩

中医认为，高血压病发病的原因主要是由于情志失调、饮食失节和内伤虚损导致肝肾功能失调所引起，病位在肝肾，以肾为本。因此，按摩防治本病以调补肝肾为主，平和阴阳为辅。

按摩选穴：百会、神庭、攒竹、率谷、风池、肩井、肝俞、肾俞、曲池、合谷、太溪、太冲、涌泉、桥弓、印堂、太阳等。

▲基本操作

①用双手拇指桡侧缘交替从印堂推至神庭 30 遍（见图 4－10、图 4－11）。

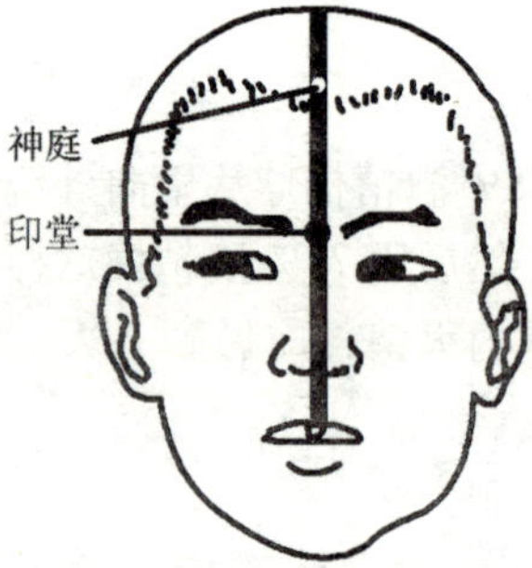

图 4－10 印堂穴、神庭穴位置图

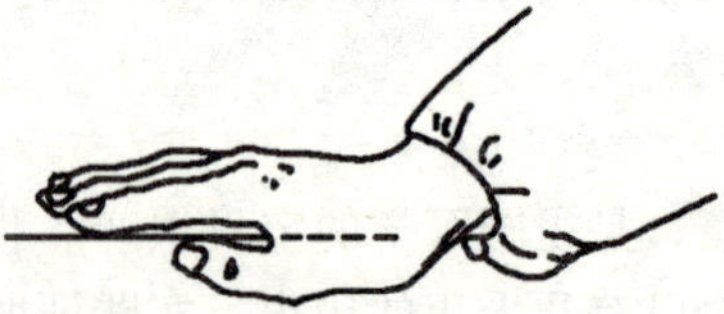

图 4－11 推法示意图

②用双手拇指螺纹面分推攒竹至两侧太阳穴 30 遍（见图 4－12、图 4－13）。

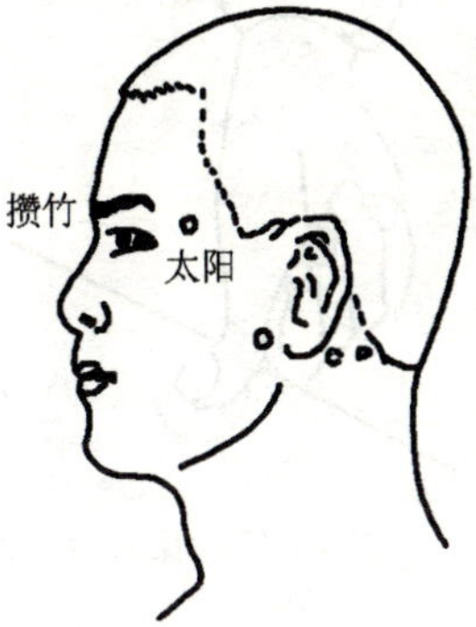

图 4－12　攒竹穴、太阳穴位置图

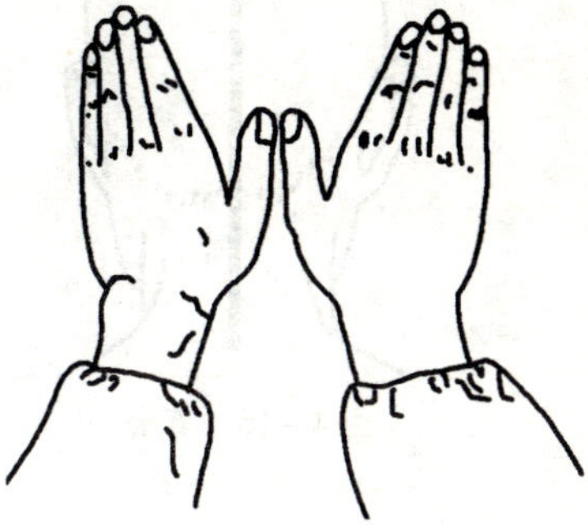

图 4－13　分推法示意图

③用拇指螺纹面向下直推桥弓，先左后右，每侧 10 遍（见图 4－14、图 4－15）。

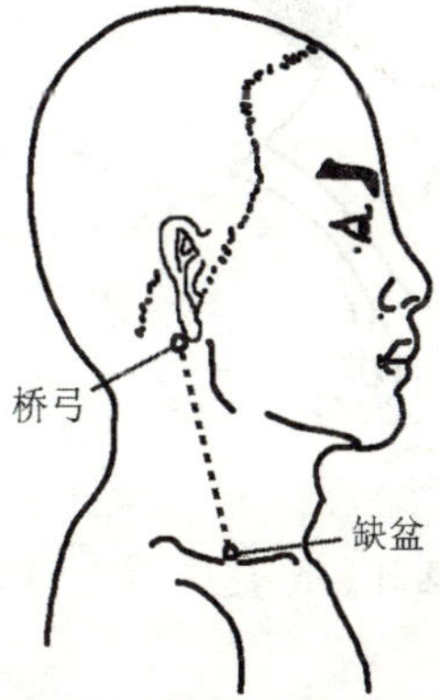

图 4－14　桥弓穴位置图

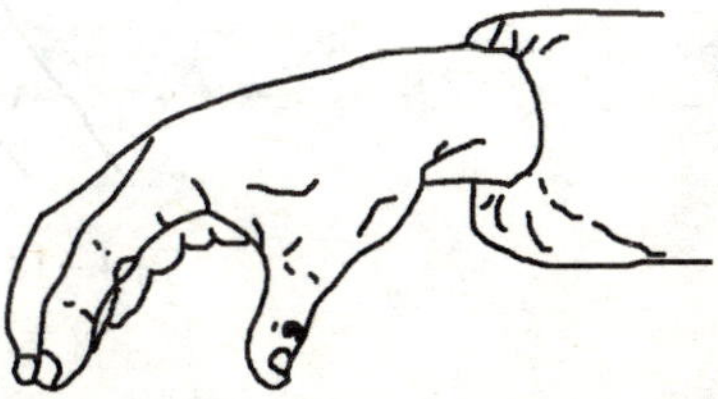

图 4－15　拇指直推法示意图

④用拇指螺纹面按揉百会、印堂各 50 次（见图 4－16、图 4－17）。

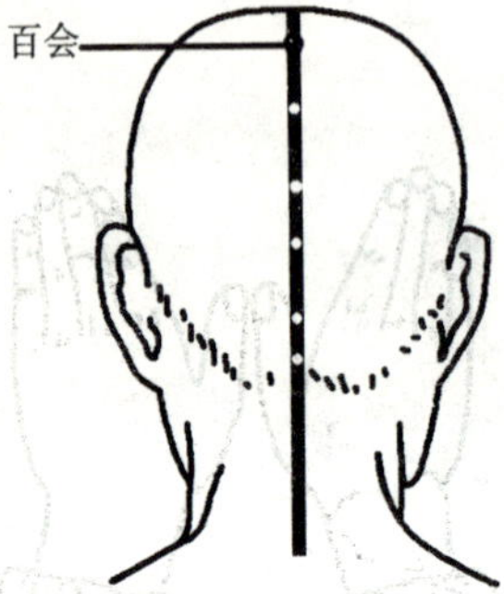

图 4－16　百会

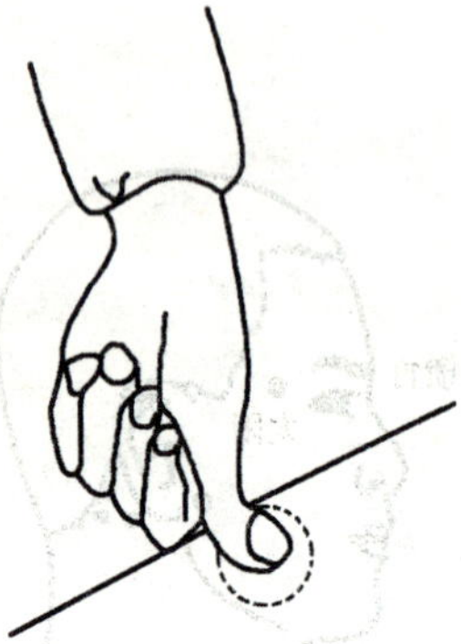

图 4－17　揉法示意图

⑤用中指指端弹头部 2～3 分钟（见图 4－18）。

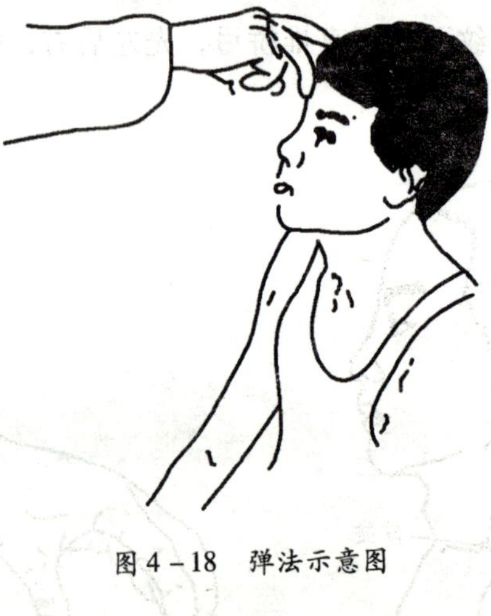

图 4－18　弹法示意图

弹法操作要领　用一手指的指腹压住另一手指的指甲，用力弹出，连续弹击治疗部位。操作时弹击力要均匀，每分钟弹击 120～160 次。

⑥用双手大鱼际按揉太阳穴 30 次，按揉时的旋转方向均向前（见图 4－19）。

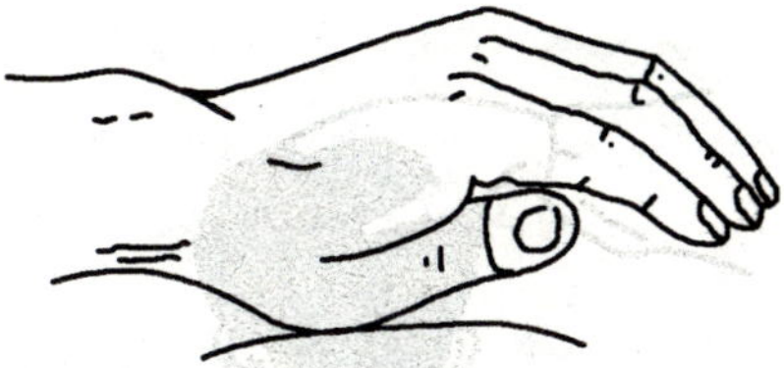

图 4－19 鱼际按揉示意图

⑦以率谷为重点，扫散头侧面，左右各30遍（见图4－20）。

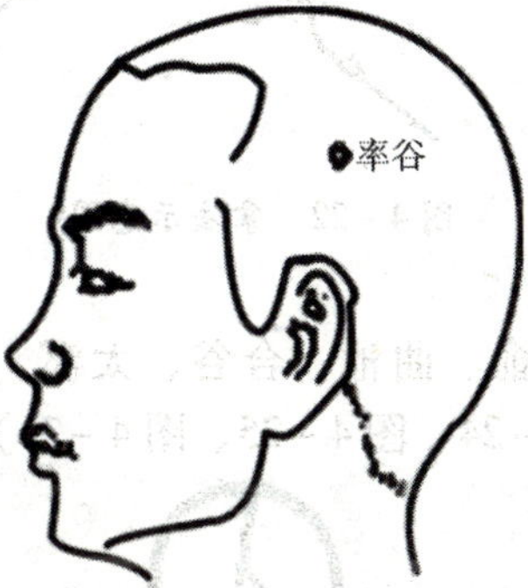

图 4－20 率谷穴位置

扫散法操作要点 拇指按压在率谷穴上，以拇指为轴，摆动腕部，其余四指来回在头部扫动。

⑧拿风池各10次，以局部有轻微的酸胀感为佳（见图4－21、图4－22）。

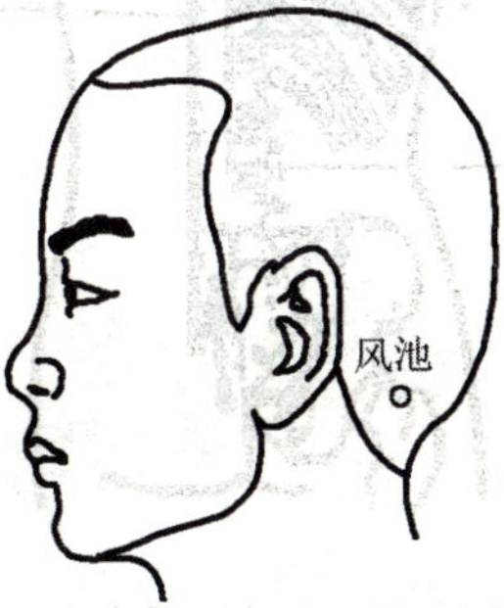

图 4－21 风池穴位置

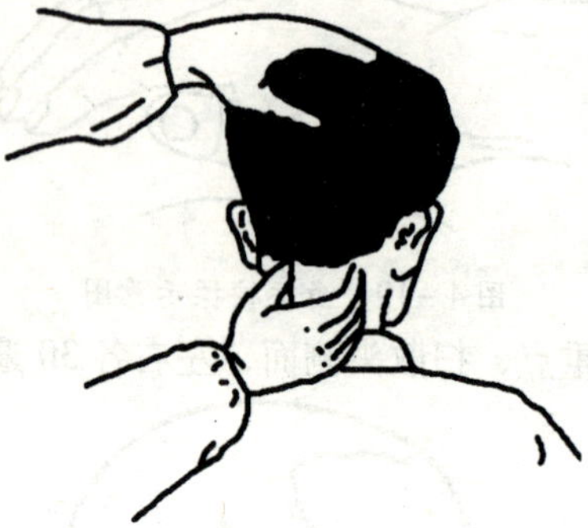

图 4－22　拿法示意图

⑨按肝俞、肾俞、曲池、合谷、太溪、太冲各 30～50 次（见图 4－23、图 4－24、图 4－25、图 4－26）。

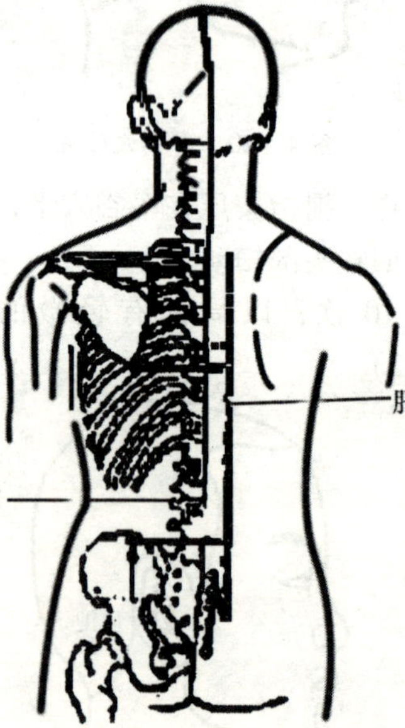

图 4－23　肝俞、肾俞穴位置

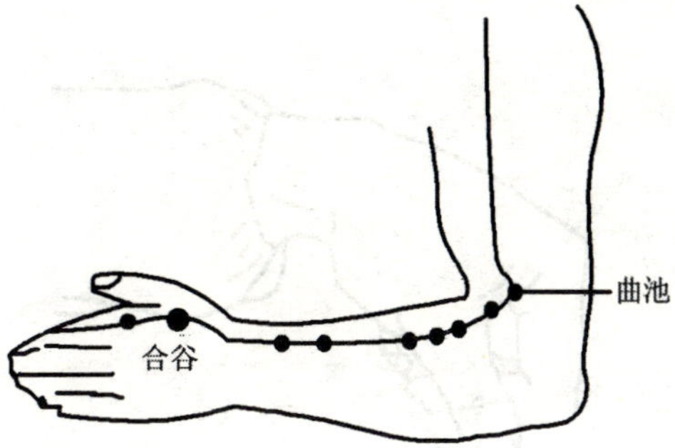

图 4-24　合谷、曲池穴位置

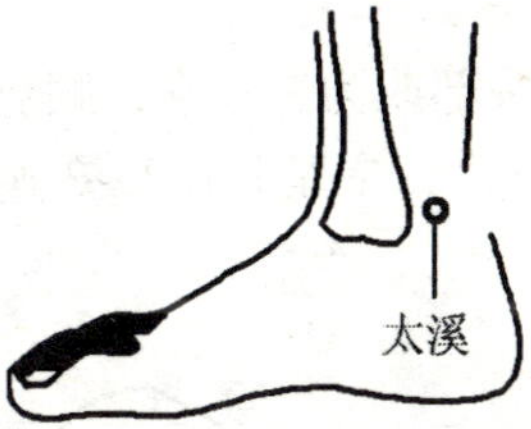

图 4-25　太溪穴位置

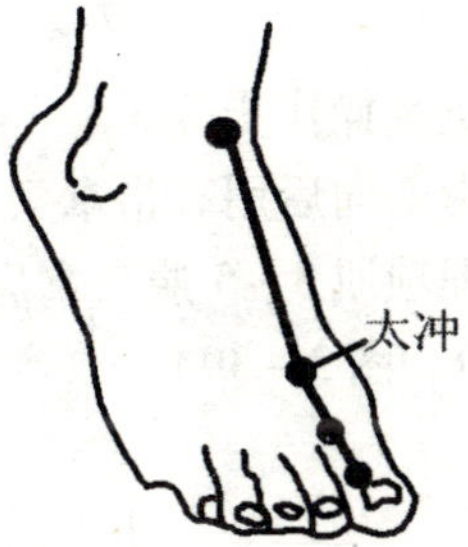

图 4-26　太冲穴位置

⑩顺时针摩腹 3～5 分钟（见图 4-27、图 4-28）。

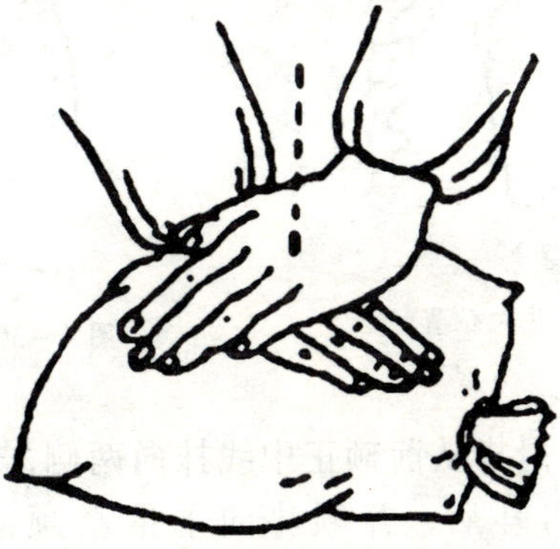

图 4-27　掌按法示意图

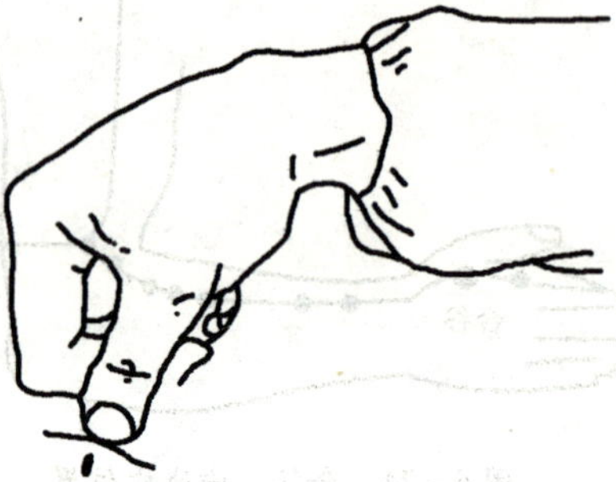

图4－28　指按法示意图

⑪重复操作步骤3。

⑫由前向后用五指拿头顶，至后头部改为三指拿，顺势从上向下拿捏项肌3～5遍。拿肩井10～20次，拿捏上肢2～3遍（见图3－29、图3－30）。

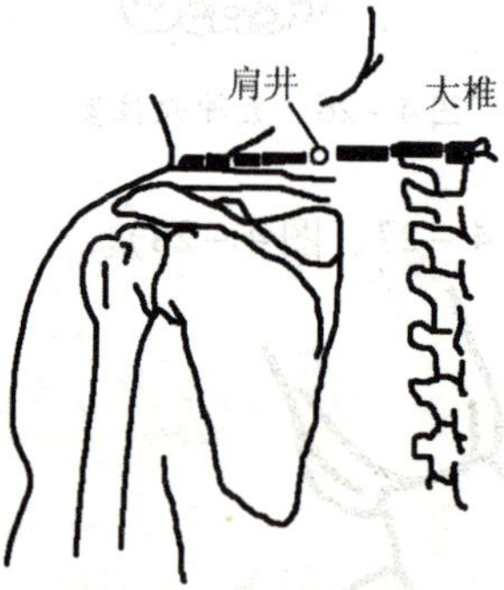

图4－29　肩井穴位置

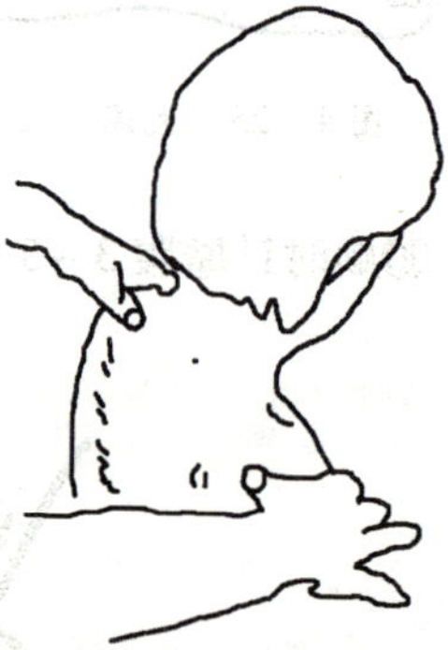

图4－30　拿肩井操作手法

⑬用双手大拇指从前额正中线抹向两侧，在太阳穴处按揉3～5下，再推向耳后，并顺势向下推至颈部。做3遍（见图4－31）。

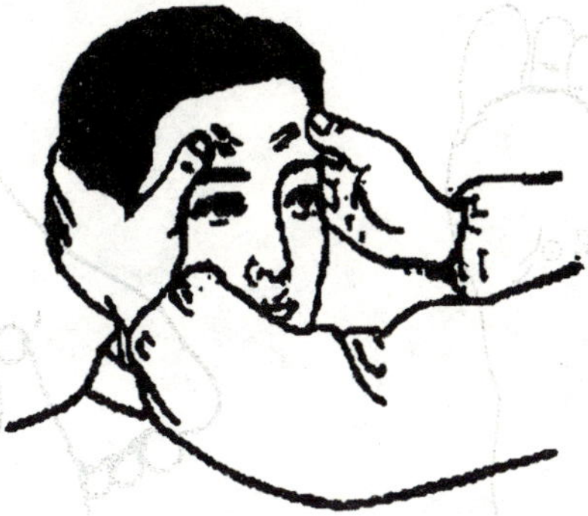

图 4－31　抹法示意图

⑭用双手掌根同时拍击下肢内、外侧 2～3 遍，然后擦涌泉至热，不拘次数。每日按摩 1～2 次，持续 3 个月为 1 个疗程。3 个月后如血压恢复正常，按摩可改为每日 1 次或隔日 1 次；持之以恒可有效地防止高血压病的加重（见图 4－32、图 4－33、图 4－34）。

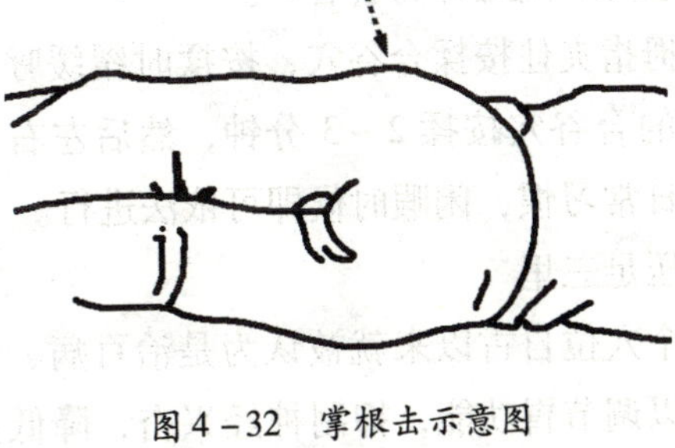

图 4－32　掌根击示意图

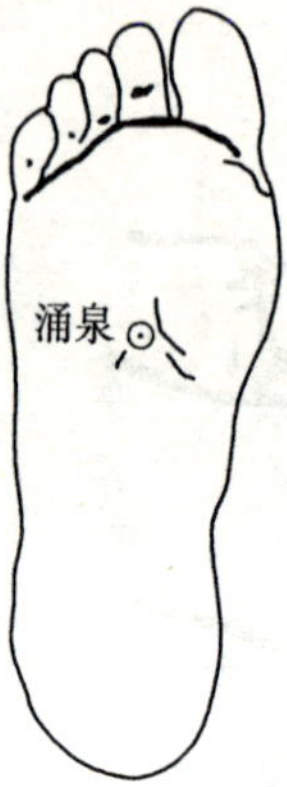

图 4－33　涌泉穴位置

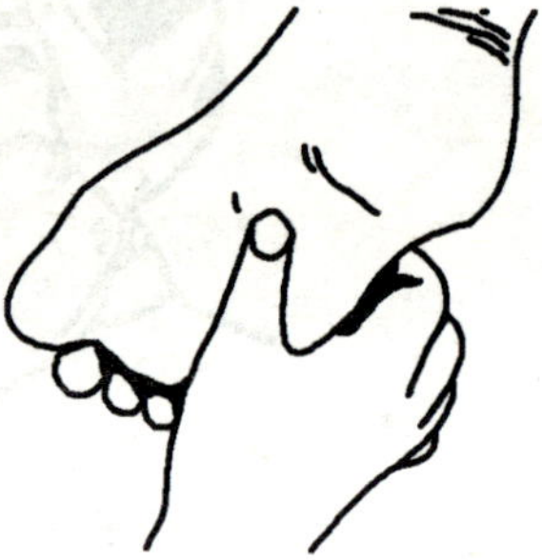

图 4－34　擦涌泉操作手法

▲刺激合谷穴

合谷穴是大肠经上的穴位，它的抑制脑神经兴奋的作用，在中医学中被普便使用。

精神上的刺激、压力是造成高血压病的一个很重要的原因，刺激合谷穴，兴奋的神经就会得到抑制，从而可以达到降低血压的目的。故合谷穴是预防和改善高血压病的特效穴位。

寻找合谷穴的方法很简单。顺着手背上拇指与食指指骨的交会处摸下来，在交会处稍微向前，靠近食指的地方，在此处按压会有麻酥酥的感觉，此处即为合谷穴。

用食指、拇指夹住按揉合谷穴，按揉时缓缓呼气，吸气时手不要动。每手的合谷穴按揉 2～3 分钟，然后左右交换 4～5 次。以此方法作为日常习惯，闲暇时候即可依法进行。

▲手指按压足三里

足三里这个穴位自古以来就被认为是治百病、保健强身的名穴之一。它可以调节胃功能，抑制神经兴奋，降低血压，一直用于治疗高血压病。

寻找足三里穴的方法有许多，这里介绍一种简单的方法。首先，屈膝，手指抵住胫骨自脚腕向上滑动。在快要接近膝部时，会摸到一块稍微凸出的骨头，这块骨头靠下一点与膝部外侧的圆溜溜的骨头的连接线的中央，便是足三里穴的位置。按压此穴，脚腕会有反应。

用适中的力量按压此穴 3 秒钟。此方法的技巧为吸气后，缓缓吐气，在吐气时按压穴位。吐气时，自主神经中的副交感神经处于主导位置，因此边吐气边按压穴位，更有益于血压的下降。

每天在两腿上反复操作 5 ~ 10 次。长期坚持此法，会有益于改善睡眠，血压也会明显降低。

（2）手部按摩

手部按摩主要通过刺激手部穴位或病理反射区等调节相应脏腑的功能来防治疾病。手部按摩需要一定的操作手法，没有经过专业训练的人很难做得标准，使用按摩棒则可以解决这一问题：既有一定力度，能够达到治疗作用，又不会使操作者的手指过于疲劳。如一时没有合适的按摩棒，可选择一头光滑、大小合适的物品作为按摩工具，如钢笔、圆珠笔等，只要握持方便即可。选准穴位按压时，力量要由小到大，轻重相间。

①按摩膏的选择

在进行手部按摩时，需要使用一些按摩膏。目的是保护按摩者和被按摩者的手，加强治疗作用。为了保证按摩的力度，注意每次不要涂得太多。这里介绍几种常用的按摩膏。

按摩乳　市场有售。具有润滑皮肤、活血化瘀、清热解毒等作用。可用于任何情况。

冬青膏　以冬绿油（水杨酸甲酯）与凡士林按 1∶5 混合调匀而成。有消肿止痛、祛风散寒等作用，适用于跌打损伤的疼痛、肿胀及陈旧性损伤和寒性痛证等。

滑石粉 医用滑石粉或市售爽身粉均可。有润滑皮肤、干燥除湿等作用，适合炎热夏季按摩时应用，对婴幼儿及皮肤娇嫩者尤佳。

薄荷水 将鲜薄荷叶浸泡于适量开水中，加盖放一日后，去渣取汁应用。有祛暑除热、清凉解表的功效，适用于夏季按摩及一切热病。

麻油 其他植物油代替亦可。有和血补虚、祛风清热等功效，适用于婴幼儿及久病虚损或年老体弱者。

白酒 药酒亦可。有活血止痛、温通经络的功效，适用于迁延日久的损伤疼痛或麻木不仁、腰膝酸软无力、手足拘挛等病症。

鸡蛋清 将鸡蛋（鸭蛋、鹅蛋亦可）一端磕一小孔后，悬置于容器上，取渗出的蛋清进行使用。有消导积滞、除烦祛热等作用，适用于嗳气吐酸、烦躁失眠、手足心热、各种热病及久病后期。

葱姜汁 将葱白及鲜生姜等量切碎、捣烂，按1∶3比例浸入95%酒精中，放置3～5日后，取汁应用。有温中行气、通阳解表等作用，适用于因寒凝气滞而致的脘腹疼痛及风寒引起的感冒、头痛等。

如果患者手部有皮肤病，可选用针对性药物。2%咪康唑霜或联苯苄唑霜（霉克）或克霉灵霜，适宜于手部患有手癣的人；2%尿素霜，适宜于手部皲裂的人。

②按摩原则

操作时注意每穴的按摩时间、力量和方向。

时间与疗程 对症选穴后，采用指尖点按或按揉手法，力量柔和深透，每穴3～5分钟。一般来说，每个穴位或病理反射区按摩2～3分钟或3～5分钟就可以了。对于患有严重的糖尿病、肾脏疾病的患者，总的按摩时间也不要超过10分钟，每天按摩1～2次均可。若能长期坚持每天按摩1次，效果就更好了。如每天按摩1次，每次按摩的时间定在上午、下午或晚上均可，但每天坚持同一时间为好。如每天按摩2次，以上午、晚上睡觉前各1次为宜，**饱餐后和空腹不宜按摩**。每次按摩以30～45分钟为宜。一般10次为1个疗程。经过按摩使疾病基本痊愈后，应坚持再按摩一段时间，以巩固疗效，增强体质，减少复发。

按摩的力量 对多数穴位和病理反射区来说，刺激适当强一点，痛感重一点，效果就好一些（不痛不会有效果）。

但不要用力过重，以免损伤骨膜。对年老体弱、关节较硬或肌肤娇嫩的患者，都不宜用力过重。严重心脏病患者的心脏反射区、肝脏患者的肝反射区及淋巴和坐骨神经反射区，在按摩时，用力均匀，不宜过重，只要有明显的痛感就行了。

自我按摩对于年老、关节僵硬者可能有许多难处，如弯腰、屈腿不便等，但如能持之以恒，也不失为一种自我锻炼的好方法，长期下去，自然受益无穷。但需注意循序渐进。按摩中切记要自然呼吸，不要屏气！

按摩的方向 双手的总体按摩方向以经络气血运行为依据，根据疾病的性质，采取顺经络气血运行的按摩方向为补，逆经络气血运行的按摩方向为泻，以补虚泻实；也可依据向心按摩为补，离心按摩为泻。这就是说，按摩方向要根据疾病的性质和不同的取穴部位来决定。按摩方向不是一成不变的，要根据病情灵活掌握和运用。

按摩时，男先左手，后右手；女则相反，先右手，后左手。如没有足够的时间，只要按摩一只手上的穴位就可以了。在按摩治疗中，应根据病情先按摩主要穴位和部位，再按摩配穴及次要穴位或部位。

注意事项：

▲保持双手清洁温暖，指甲常修剪。

▲按摩前休息片刻。

▲暴饮、饱餐、洗澡1小时内及过度疲劳之余均不宜做手部按摩。

③高血压病的手部按摩疗法

中医认为，高血压病发病的原因主要是由于情志失调、饮食失节和内伤虚损导致肝肾功能失调所引起。病位在肝肾，以肾为本。因此，手部按摩防治本病以调补肝肾为主，平和阴阳为辅。

按摩选穴

经穴：合谷、内关（见图4－35、图4－36）。

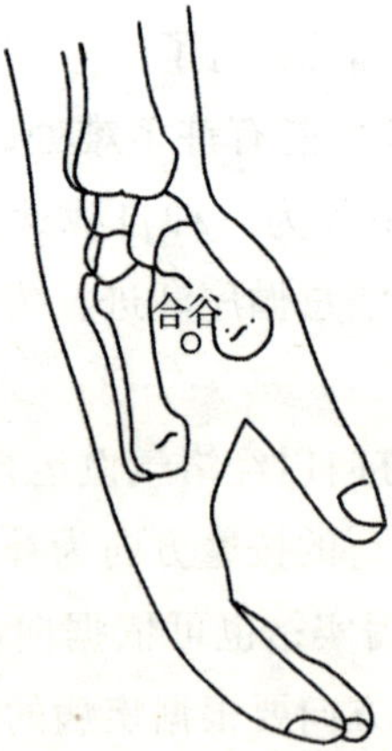

4－35 合谷穴位置

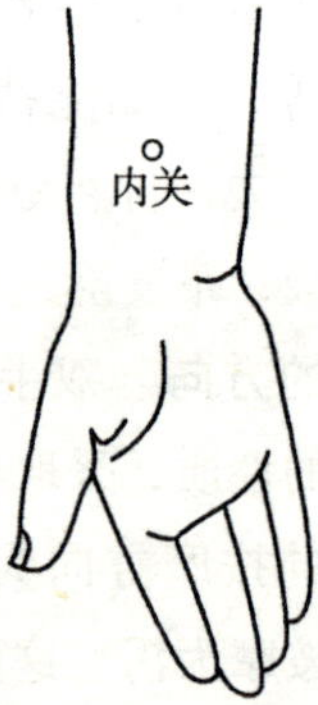

4－36 内关穴位置

反应点：心点、降压点、肾点、偏头点等（见图4－37）。

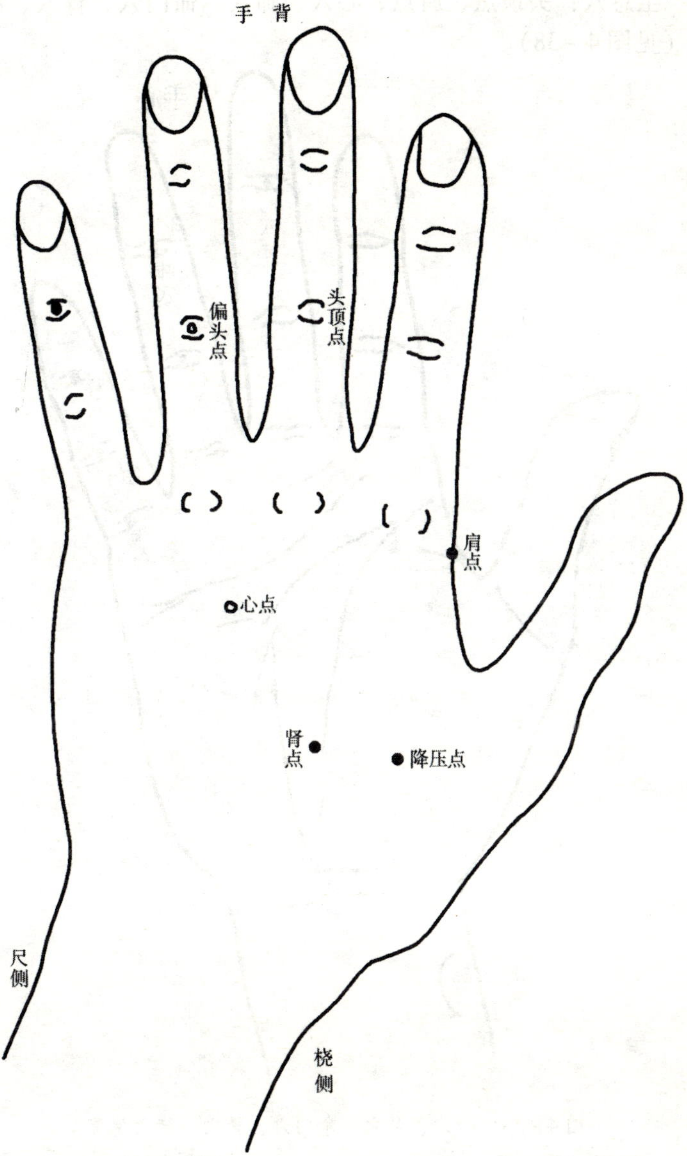

图 4－37　心点、降压点、肾点、偏头点、头顶点、肩点位置

全息穴：头顶点、肩点、心穴、肺穴、命门穴、肾穴、肝穴等（见图4－38）。

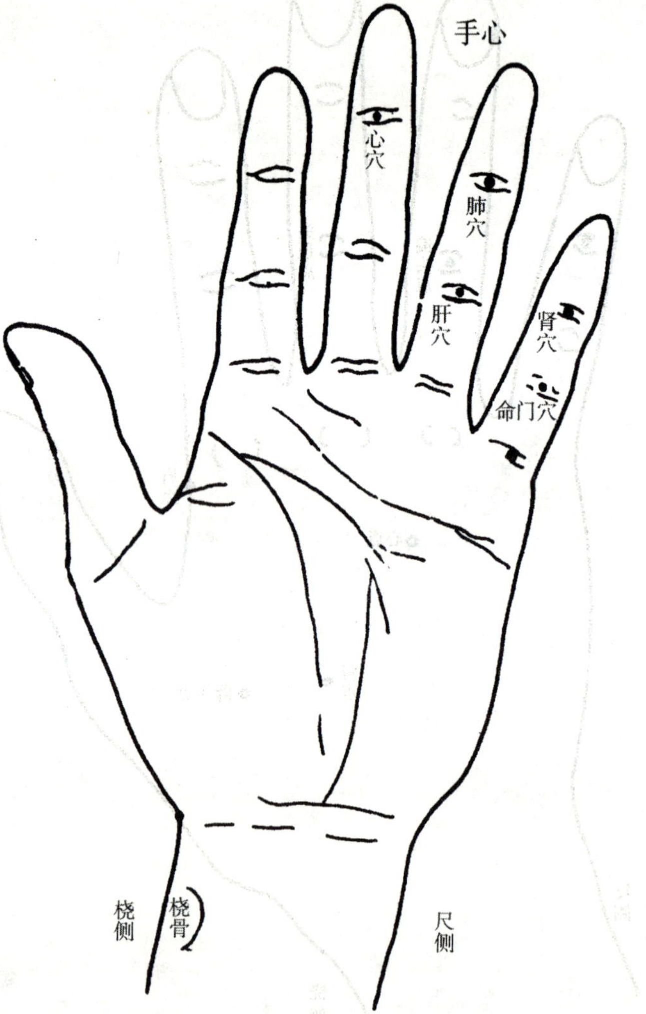

图4－38　心穴、肺穴、命门穴、肾穴、肝穴位置

操作方法　拿捏或按揉合谷、内关各100次；点揉上述反应点各300次；掐按上述全息穴各200次。每天按摩1～2次，持续

3个月为1个疗程。3个月后如恢复正常，手部按摩可改为每天1次或隔天1次。持之以恒可有效地防止高血压病的加重。服用降压药的患者，结合手部按摩时，不可突然停药。可据症状的好转，在医生的指导下，逐渐减少用药量。同时注意定期量血压，至少每周1次。

继发性高血压病患者不宜采用手部按摩，请去附近的医院诊治。

④简便降压法

▲刺激手背两侧

血压高的人一定要试一试下面的方法。刺激手背两侧的以合谷和后溪两穴为中心的部位。

合谷穴位于手背大拇指与食指指骨的交会处（如图4－35），这里是食指延伸出来的大肠经经络的通道。血压高的人合谷穴脉络跳动很强。以手上的合谷穴为中心的，从食指指根到手腕这一区域，受到刺激后，可以通过经络反射，缓解颈血管的紧张度从而降低血压。

后溪穴位于从小拇指延伸出来的小肠经的经脉上。由于小肠经与脖颈外侧到脑后部这一区间相连通，所以一旦刺激以后溪穴（图4－39）为中心的小肠经通道，就可以达到缓解颈部肌肉紧张度的目的。寻找后溪穴很简单，握拳时，手侧面小拇指指尖所指的手掌横纹处便为后溪穴。此穴理想的刺激方法是，手背向上，用另一只手的大拇指按住合谷穴，中指按住后溪穴，这样夹住整只手，两穴一起按揉。不仅要刺激合谷、后溪两穴，还要刺激其周边部位。后溪穴可以用无名指、小拇指一起刺激，这样效果会更好。

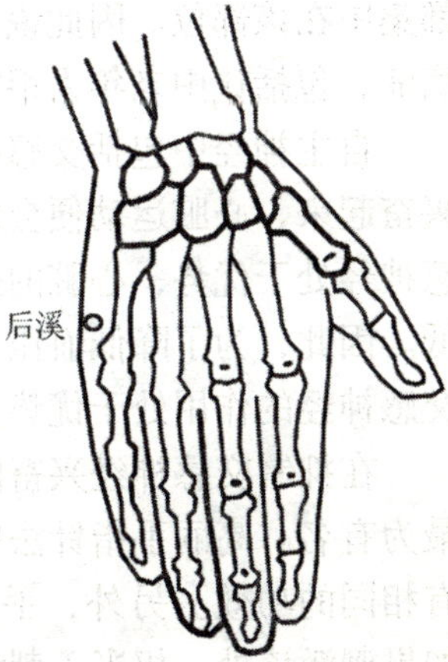

图4－39　后溪穴位置

刺激强度以虽有疼痛之感，但感觉舒服为准，左右手交替各进行4~5分钟。如果只作用于一只手，会感觉很疲劳，所以一定要交替进行。

左右手合计刺激10分钟左右之后，与刺激前相比，血压将会下降10~15毫米汞柱（1.3~1.9千帕）。最好1日2次，至少也要保持1日1次。若是一次，应在睡前进行为宜。另外，刺激最好在身心舒畅之时进行，因此在家里躺在床上之时，或是入浴之时进行比较理想。

▲刺激中指和手掌

“高丽手指针法”是韩国针灸家柳泰佑研究出来的疗法，认为人体各部位都在手上有与其相对应的位置，散布全身的穴位也都有相对应的与之功效一致的穴位集中在手指之上。因此，只要刺激手部，便可起到调节脏腑的作用。

位于手掌中心的中指是身体的中心。中指以及其在手掌延长线上的中央部位分别相应于身体的头部、喉部、腹部、阴部等，是非常关键的部位。与我们体内的主要内脏器官相关联的穴位也都集中在该部位。因此说，只要刺激中指与手掌，便可改善各种病症，包括让中老年人很担心的高血压病。

自主神经中包括交感神经和副交感神经。其中交感神经一旦兴奋起来，心脏运动便会加快，血管收缩，血压升高。如果副交感神经处于优势，心脏的运动就会恢复平稳，血管扩张，血压降低。因此，为了降低血压，就要抑制交感神经的异常兴奋，使副交感神经的作用处于优势。

在抑制交感神经兴奋的穴位之中，以位于头部顶上的百会穴最为有名。高丽手指针法中指出，中指指端上的穴位同百会穴具有相同的功效。另外，手掌正中心的位置与人体神阙穴相对应，如果刺激该处，相当于刺激太阳经这一区域，可以达到使副交感神经处于优势地位的效果。故以上两个穴位给予刺激，可起到降压的作用。

四、高血压合并其他疾病及特殊人群治疗

（一）高血压合并心脑血管疾病及妊娠高血压的治疗

1. 高血压合并冠心病

高血压合并冠心病的患者发生再次梗死或猝死的机会要高于不合并高血压的冠心病患者，因此该类患者更应积极进行降压治疗。

β－受体阻滞剂、CCB 等都曾广泛应用于各种不同情况的冠心患者。临床试验显示：β－受体阻滞剂减少急性心肌梗死患者再梗死及心血管死亡约 1/4。几项大规模临床试验显示：ACEI 用于心衰或左心室功能不良患者后，心肌梗死或猝死危险减少约 1/5。

目前已有几项进行中的研究，观察异搏定、地尔硫䓬和长效双氢吡啶类钙通道拮抗剂用于高血压合并冠心病者，它们的结果可望对此问题有较明确的答案。

2. 高血压合并脑血管病

对于病情稳定的非急性期脑血管病的患者，降压治疗有长期益处。我国研究表明：发生过脑卒中或一过性脑缺血的患者，脑血管事件复发率为每年 4%。发生冠心病事件的危险也高，与血压水平有直接关系，即使中度降压则危险亦有相当的降低。该类患者的血压水平应控制在 140/90 毫米汞柱以下。急性期脑血管病患者另作别论。

3. 高血压合并心力衰竭

舒张期左心衰患者的治疗措施是，积极降低血压，控制体重

及限制盐量也有助于减少左心室肥厚。研究显示，ACEI 更有助于逆转左心室肥厚或阻止肥厚加重。

收缩期心衰（充血性心衰）患者，应合并使用利尿剂及 ACEI。利尿剂能有效地改善临床症状，裁量充足的 ACEI 和 β - 受体阻滞剂已在大规模的临床试验中证明能降低心衰的死亡率和心血管事件的发生率。最近的研究显示，在常规心衰治疗基础上加用 β - 受体阻滞剂，从小剂量开始，缓慢增加达到治疗剂量，有助于降低心衰患者的死亡率及再住院需求。

充血性心衰发生后，降压药物需按心衰治疗，对药物种类和剂量要加以调整。钙拮抗剂对心衰患者无益，如必须继续使用二氢吡啶类钙通道阻断剂，可选用氨氯地平或非洛地平；如 ACEI 副反应过大，则可用 ARB 替代。

4. 妊娠高血压

妊娠高血压指妊娠 20 周后孕妇发生高血压的现象，血压≥140/90 毫米汞柱，或血压较孕前或孕早期升高≥30/15 毫米汞柱。若高血压同时伴有蛋白尿和（或）水肿则称为妊娠高血压综合征，重者可发生抽搐甚至死亡。妊娠高血压综合征的孕产妇发生抽搐称为子痫。

因妊娠早期的血管扩张作用，在妊娠 20 周前，轻度高血压的患者不需药物治疗。从 16 周至分娩通常使用的较为安全的药物包括：甲基多巴、β - 受体阻滞剂、肼苯哒嗪（短期、急诊使用）。

使用以下药物时需谨慎：噻嗪类利尿剂、心痛定（短期、急诊，可以用于妊娠后期）。禁忌药物包括：ACEI、ARB、硝普钠、利血平、呋塞米、硫氮䓬酮、维拉帕米。

（二）高血压危象的识别及处理

高血压危象指原发性和继发性高血压在疾病发展过程中，在某些诱因作用下，血压急剧升高，病情急剧恶化，并由于高血压引起心、脑、肾等主要靶器官的严重并发症。此外，若舒张压＞130毫米汞柱和（或）收缩压＞220毫米汞柱，无论有无症状都应视为高血压危象，均应立即给予降压治疗，并根据情况采用静脉或口服给药。

1. 对于高血压合并急性左心衰竭、主动脉夹层、不稳定性心绞痛和急性心肌梗死患者，血压可降至接近正常水平。

2. 高血压脑病、高血压出现脑血管病（缺血性脑卒中、出血性脑卒中和TIA）、肾功能不全或肾功能衰竭、老年人和高血压病程较长者，最初可使血压在原血压水平的基础上下降20%～25%或降至160/100毫米汞柱。

3. 嗜铬细胞瘤所致高血压危象，应快速将血压降至180/110毫米汞柱以下。

4. 根据患者的年龄及靶器官损害的具体情况决定治疗方案。注意降压的速度和程度，不必达到完全正常。

5. 待病情稳定后尽快转诊。

具体用药见表4－4。

表4－4　高血压危象注射用降压药

药物名称	剂量和用药途径	起效	持续	不良反应
硝普钠	0.25～10μg/（kg·min），静滴	立即	1～2分钟	恶心，呕吐，肌颤，出汗
硝酸甘油	5～100mg/h，静滴	<5分钟	30分钟	低血压、心动过速、潮红
酚妥拉明	5～15mg，静推	1～2分钟	3～10分钟	心动过速，头痛，潮红
40%硫酸镁	10～20ml，深部肌注	1分钟	2～12小时	低血压、呼吸抑制等

五、饮食疗法

（一）高血压患者的饮食原则

1. 饮食应清淡

就一般情况来看，心血管疾病的发生，与饮食的结构和习惯有着密切的关系，尤其是大量摄入脂肪含量高的食物，会使血液里的胆固醇、血浆脂肪、血浆脂蛋白的含量升高，这是导致心血管疾病发病率升高的重要原因。因此，医学家和营养学家都把控制膳食中含脂肪和胆固醇较高的食物，作为防治心血管疾病的一条重要措施。实践证明，这是行之有效的。

但是，有些心血管病患者因为担心血中胆固醇升高，不敢食用含油脂性的食物。其实，这种看法是片面的。我们知道，油脂有两类：一类是动物性脂肪，饱和脂肪酸的含量高一些，有促使血栓形成和胆固醇升高的作用；另一类是植物性脂肪，不饱和脂肪酸的含量高，它能减少胆固醇在机体肠道的吸收，加速胆固醇的排泄，从而起到降低血浆胆固醇的作用。

因此，对于心血管疾病患者来说，笼统地拒食油脂的做法是不科学的。因为植物油有降低血中胆固醇的作用，而且含有较多的亚油酸，对增强微血管的弹性，防止血管破裂，有一定的好处。故应该是设法控制动物性的“荤油”，适当地食用植物性的“素油”。

同时，我们还应该控制食盐的摄入量。一般认为，血压高的人每天的盐分摄取量至少应控制在 10 克以下。在这里，我告诉您几个简单的减盐诀窍。

▲停止食用带盐味的食品，如盐渍品、咸菜、方便食品、食

盐等。

▲尽量少吃酱汤，或只吃其中的蔬菜。

▲尽量少用或不用酱油。

▲面食含盐分较多，要尽量少吃。不得不吃时，不要喝其中的汤（一碗盖浇面含5克盐）。

如果留心以上事项，那么一天至少能减少7克的食盐摄取量。

2. 科学控制食量

科学地控制食量，在高血压病的治疗中必须受到重视。

通常高血压病患者的饮食，要围绕两个主要方面设计：一是高血压病本身；二是高血压病有无并发症，如动脉硬化，以及心、脑、肾的病变。

前面已经讲过，高血压病常和动脉硬化同时存在。所以，即使是早期的高血压病患者，尽管还没有诸多的动脉硬化的特征表现，为了防患于未然，饮食上也应作适当的限制，只不过这种限制的尺度稍放宽点儿罢了。

众所周知，食物在人体内消化吸收后，可以变成热量，饮食过多，可使体内脂肪堆积，身体发胖。

人体的脂肪一般分两类：一类分布在皮下组织，称中性脂肪；另一类主要分布在细胞内，就是胆固醇与磷脂。人体脂肪过多对高血压病有两个不利：第一，如果中性脂肪在体内贮量过多，就会使身体发胖，体重增加，为满足供血要求，就导致高血压；第二，体内脂肪过多，有时会存积在各脏器内（包括心脏在内），从而削弱了心脏的收缩能力，且脂肪过多时，体内胆固醇含量也多，于是容易沉积到血管壁上去，促使动脉硬化的形成。

所以，每天进食要适度，力求保持正常的体重。有人研究过，体重每增加12.5kg，收缩压可上升10毫米汞柱（1.33千帕），舒张压可上升7毫米汞柱（0.93千帕）。因此，体重超重的人，应该适当节制饮食，最好限制饭量，使体重不增加或适当减轻。但也不能无休止地采用饥饿疗法来减轻体重，否则将适得其反，使体内脂肪分解加速，继发性地增加三硝酸甘油酯含量和血小板黏性。

3. 合理分配三餐热量

根据国内外长寿研究的结果证明，任意进食动物脂肪者的寿命要比限制进食者短，且心血管疾病的发病率高。无论我国还是国外的科学家们都发现并公认，减少能量的摄入，供给足够的果蔬和适量蛋白质有助于健康长寿。

目前，国际上推荐以20～39岁年龄人的热能需要作为基数，依次递减，即40～49岁者减少5%，50～59岁者减少10%，60～69岁者减少20%，70岁以上者减少30%。

就一般情况而论，这个标准可作为高血压病患者摄入能量的参考。

科学家和医学家、营养学家们的研究成果表明，一日三餐的合理分配方案是：早餐占当天总热量的30%～40%；午餐占40%～50%；晚餐占20%～30%。这是符合正常健康人一天生理活动中热能的耗求量的，大体上也适合高血压病患者的情况。当然还要注意因人制宜的问题。

4. 注意饮食搭配

高血压病患者，应根据自己的饮食特点选用所喜欢的食物。三餐的热量分配应为：早餐占30%、午餐占40%、晚餐占30%。具体饮食疗法应做到以下几点。

(1) 尽量减少脂肪类饮食。

(2) 早餐应少吃油条、油饼等油炸食品，而馒头、面包、面条、米粥、脱脂牛奶及豆浆，均是较好的膳食。

(3) 常吃豆腐及豆制品、豆芽、新鲜蔬菜、水果、瘦肉、鱼、鸡等，若无高脂血症，每日可食一个鸡蛋。

(4) 饮食不宜过饱，每餐控制在八成饱即可，过饱伤胃，增加心血管负担，容易加重病情。不能因为怕浪费，就把油汤都吃下去。

(5) 饭后不要立即躺下，至少活动半小时。

(6) 浓茶、咖啡可使大脑兴奋，对心脏有刺激，可使血压升高，胃肠功能亢进。饮料、水果罐含糖较多，均宜节制。

总之，高血压病患者在饮食方面如能做到以上几点，再配合药物治疗以及体育锻炼，是可以把升高的血压控制在正常范围内的，从而使高血压病患者的心、脑、肾并发症晚发生或不发生，以延长高血压病患者的寿命，达到自我康复的目的。

5. 早晨适量饮水

最近，国外专家对2000多例猝死的心脏病患者进行回顾性调查后发现，早上6时到中午这段时间容易发病。研究认为，这种情况的发生与体内缺水有关。所以有关专家指出，心脏病患者早起喝水尤为重要，可防心脏病猝发。

人体血小板活动性在早晨增高，因而心血管内血栓容易形成，从而引起心肌缺血。早晨是人体生理性血压升高的时刻，易使平时黏附在血管壁上的脂肪积沉块松动，阻塞心血管。

另一个重要原因是：由于心脏病患者经过一夜的睡眠以后，不仅从尿中排出了大量的水分，而且还经呼吸丢失了大量的水分。体内水分的丢失，会使血液变得浓缩黏稠，难以流动，增加了血栓形成的可能性。

因而，心脏病患者在早晨补充适量的温开水，可以减少心脏病的猝发。

6. 适当补钙

随着改革开放的深入进行，我国城镇居民的生活水平日渐提高，人们的生活方式也发生了潜移默化的变化。快餐、汉堡、咖啡、红酒等外来食品已经全面占领了我们的餐桌，并越来越被大多数青少年认可。事实上，这种饮食习惯变化的背后正隐藏着“缺钙”危机。

钙可使骨骼、牙齿坚固，使肌肉收缩，使神经功能保持正常。比如说，钙可抑制脑神经细胞的兴奋，脑神经细胞如果能储存充分的钙质，即使受到一些精神打击，也不会使人体情绪失控，焦躁不安，从而引起血压升高甚至造成脑出血等严重后果。

7. 多吃蔬菜

蔬菜中含有人体所不可缺少的营养成分，如维生素、糖类、矿物质等，这些都是维持机体正常生理活动所必需的。因此，经常保证足够的蔬菜摄入量，是保证机体健康、延年益寿、防病强身的重要因素。蔬菜是心血管病患者的“好朋友”。

蔬菜的色、香、味、形及其营养价值，是由它本身所含有的化学成分来决定的。由于蔬菜的品种繁多、栽培技术、生长条件、成熟期各不相同，因此它们所含的化学成分也不一样。

一般常见的几大类蔬菜中都不同程度地含有水分、糖类、有机酸、蛋白质、单宁物质、糖苷物质、色素物质、芳香物质、矿物质、维生素等重要成分。

各种蔬菜中含有大量的维生素 C 和果胶，可以帮助机体排出多余的胆固醇而起到预防动脉硬化的作用。同时，蔬菜还含有丰富的能促进心肌活动而必不可少的钾盐。另外，由于蔬菜中的钠盐很少，即便多吃蔬菜也不会引起机体内钠盐的增加。相反，因别的食物吃得少了，加之机体每天在不断排出钠盐，从而使机体内的钠大为减少，而有利于血压的降低。

蔬菜对那些力图减肥的人尤为重要，因蔬菜的体积大，很易吃饱，这样就可少吃促进体重增加的淀粉、脂肪类食物。另外，由于蔬菜中还含有能阻止糖类变为脂肪的酒黄酸，纤维结构粗糙，能刺激肠的蠕动，加快脂质的排泄。但需注意，土豆、山芋、南瓜等含糖分和淀粉较高的食物要加以限制。

现代医学和营养学研究表明：纤维素也是人体必需的营养素之一。

食物纤维是指不能被人体消化吸收的、以多糖类为主体的高分子物质的总称，可分为不溶性纤维素和可溶性纤维素两大类。不溶性纤维素包括纤维素、半纤维素、木质素和壳聚糖等；可溶性纤维素则包括果胶、谷胶等。

纤维素不但是人体必需的营养素之一，而且大量纤维素可刺激肠道加速蠕动，吸附胆固醇，使其不易被肠黏膜吸收，加快胆固醇的排泄，预防和解除便秘。可溶性纤维素对降低胆固醇有效，可能是果胶纤维结合胆汁酸而阻碍其吸收，帮助胆固醇由血液转移出去的原因。所以，给高脂血症的患者进食豆制胶或果胶，经2～8周后，即会取得降低血清胆固醇的可喜效果。

含有较丰富纤维素的食物有燕麦、荞麦、小扁豆、玉米、青豆、土豆、薯类、水果和绿叶蔬菜等。日常可选择食用，以补充纤维素。

附：　　　　　　　　高血压饮食宜忌表

食物种类	可食	忌食
奶类及其制品	全脂奶、脱脂奶及奶制品，每日不超过2杯	乳酪
禽、鱼、蛋类	新鲜肉、鱼、禽类及蛋类	加盐或熏制的食品，如：中西式火腿、香肠、腊肉、牛肉干、猪肉干、熏鸡、板鸭、肉松、鱼松、咸鱼、鱼干、咸蛋、皮蛋、卤味等 速食品及其他成品，如：炸鸡、汉堡、馅饼、各式肉丸、鱼丸等

（续表）

豆类及其制品	新鲜豆类及其制品，如：豆腐、豆浆、豆花、豆干、素鸡、花生等	腌制、罐制、卤制的成品，如：加味豆干、笋豆、豆腐乳、花生酱等
五谷根茎类	米饭、冬粉、米粉、自制面食	面包及西点，如：蛋糕、甜咸饼干、苏打饼干、蛋卷、奶酥等 面线、油面、速食面、速食米粉、速食冬粉、意大利脆饼等
蔬菜类	新鲜蔬菜及自制蔬菜汁（芹菜、胡萝卜等含钠量较高的蔬菜宜多食用）	腌制蔬菜，如：榨菜、酸菜、泡菜、酱菜、咸菜、梅干菜、雪里红、笋干等
水果类	新鲜水果及自制果汁	干果类，如：蜜饯、脱水水果；各类罐头水果及加工水果汁、果汁粉
油脂类	植物油，如：大豆油、花生油、红子油等	奶油、冰淇淋、沙拉酱、蛋黄酱

（续表）

调味品	葱、姜、蒜、白糖、白醋、肉桂、五香、八角、杏仁露、香草片等；辣椒、胡椒、咖哩粉等较刺激食品宜少食用	味精、蒜盐、花椒盐、豆瓣酱、沙茶酱、辣酱油、蚝油、虾油、甜面酱、蕃茄酱、豆豉、味精、芥末酱、乌醋等
其他	太白粉、茶	鸡精、牛肉精、海苔酱、速食汤、油炸粉、炸洋芋片、爆米花、米果、运动饮料、碳酸饮料（如：汽水、可乐等）

8. 外出合理就餐

对高血压病的防治，重要的是控制好每天的饮食。很多人都知道不能过多地摄取高盐、高热量饮食，以及动物性脂肪等。可是如果在外就餐，就很难注意了。在这里提醒大家在外就餐时应注意以下几个问题。

▲尽量吃清淡的饮食。可能的活，事先与饭店的老板商量沟通一下。

▲在吃面食的时候，因汤汁中含很多盐分，做到只要吃面，把汤汁剩下。

▲尽可能多摄取生蔬菜。

▲对肉类，避吃脂肪部分。同样是肉，与猪肉、牛肉相比，鸡肉是低能量的；与一般肉相比，鱼类是低热量的食品（金枪鱼热量高）。

（二）常用降脂食物

血脂增高对人体的危害性很大，容易引起动脉粥样硬化、高血压病等心血管疾病。因此，在使用降脂药物治疗的同时，不可忽视食物的降脂作用。下面介绍几种能够降低血脂的食品。

1．**大豆**

大豆及豆制品含有丰富的不饱和脂肪酸、维生素 E 和卵磷脂，三者均可降低血中的总胆固醇、低密度脂蛋白及甘油三酯水平，而不影响高密度脂蛋白水平。尤其重要的是，大豆及其制品中还含有大量的皂苷（如豆浆煮涨时液面上浮起的那层泡沫状物质），这种物质不仅能有效地降低血脂，还具有减轻和预防动脉硬化的作用。

2．**大蒜**

国外有人研究发现，新鲜大蒜能够大大降低血液中有害胆固醇的含量。大蒜粉剂制品可使人体内胆固醇含量减少 8% 左右，而新鲜的大蒜或大蒜提取物可使胆固醇降低约 15%。

大蒜的降脂效能与大蒜内所含物质——蒜素有关。大蒜的这一有效成分有抗菌、抗肿瘤特性，能预防动脉粥样硬化，降低血糖、血脂等。还有报告指出，每天服用大蒜粉或大蒜精，或坚持吃大蒜，经过 4 ~5 周，血压会降低 10%。如果每天吃一头大蒜，有助于预防心脑血管疾病的发生。

3．**洋葱**

洋葱的降血脂效能与其所含的烯丙基二硫化合物及少量硫氨酸有关。这些物质属于配糖体，除降血脂外，还可预防动脉粥样硬化，对动脉血管有保护作用。国外学者研究认为，中老年人多吃些洋葱，可以防止高脂血症、动脉硬化、脑血栓、冠心病的发生和发展。

4．**海带**

含有大量的不饱和脂肪酸，能清除附着在人体血管壁上过多的胆固醇。海带中的食物纤维褐藻酸，能调理肠胃，促进胆固醇的排泄，控制胆固醇的吸收。海带中钙的含量极为丰富，钙可降低人体对胆固醇的吸收，降低血压。这三种物质协同作用，对预防高血压病、高脂血症和动脉硬化很有益处。

5. **山楂**

含有大量的维生素 C 和微量元素，具有活血化瘀、消食健胃、降压、降脂及扩张冠状动脉的作用。

6. **玉米**

含有丰富的钙、镁、硒等矿物质，以及卵磷脂、亚油酸和维生素 E，具有降低血清总胆固醇的作用。中美洲印第安人中几乎没有高血压病、高脂血症、冠心病患者，主要得益于他们以玉米为主食。

7. **黑木耳**

近年来研究证实，黑木耳有抗血小板聚集、降低血脂和阻止胆固醇沉积的作用，同时，还发现黑木耳有抗脂质过氧化作用。脂质过氧化与衰老有密切的关系。所以，老年人经常食用黑木耳，可防治高脂血症、动脉硬化和冠心病，并可延年益寿。

8. **苹果**

苹果中含有极为丰富的果胶，能降低血液中胆固醇的浓度，还具有防止脂肪聚集的作用。苹果中的果胶不能与其他降胆固醇的物质，如维生素 C、果糖、镁等结合成新的化合物，从而增强降血脂效能。有报告指出，每天吃 1 ~ 2 个苹果的人，其血中胆固醇的含量可降低 10%。苹果有降压通便作用，常食可改善血管硬化。苹果富含类黄酮，能溶解血液中容易堵塞血管的某些化合物，减少患心肌梗死的危险。

9. **牛奶**

牛奶中含有羟基、甲基戊二醇，能抑制人体胆固醇合成酶的活性，从而抑制胆固醇的合成，降低血中胆固醇的含量。此外，牛奶中还含有丰富的钙，也可降低人体对胆固醇的吸收。

10. **鱼**

含有人体必需的多种不饱和脂肪酸，其降血脂功效是植物油的2~5倍，对中老年人的血管有良好的保健作用。据科学家研究发现，生活在北冰洋格陵兰岛的爱斯基摩人的心血管病发病率几乎等于零；日本和荷兰渔民也很少有心脏病患者，皆与多吃鱼类有关。

除上述食物外，茶、菊花、荷叶等均有一定的降血脂作用，尤其是菊花，不仅能有效地降低血脂，而且还可以预防动脉粥样硬化及降低血压，作用持久而平稳。

（三）药　膳

1. 药膳疗法的特色

药膳是中国传统菜肴中的一颗明珠，也是中医药宝库中的瑰宝。它是选用某些具有一定保健和治疗作用的食物，或在食物中配以适当的中药，通过烹调制作成各种佳肴，具有药物和食物的双重作用，即取药物之性、食物之味，使其食借药力、药助食威，两者相辅相成，共奏保健和医疗功效。

药膳的配制应在中医理论指导下，根据不同的病证，辨证选用；还应做到因时、因地、因人制宜，选用不同的食物、药物及药食兼用之品。只有这样，才能制作成具有较高治疗效果的美味佳肴。这是药膳不同于一般菜肴的又一特色。

2. 药膳中常用的降压药物

（1）菊花

菊花含有多种活性成分，如含腺嘌呤、胆碱、水苏碱等，还含有菊苷，如矢车菊苷以及黄酮类与多种氨基酸等；菊花所含挥发油主要为龙脑、樟脑、菊油环酮等。菊花所含微量元素铁、锰、锌等均较高，铁可生血，锌可促使体内有害元素镉的排泄，减少致高血压病的因素，从而发挥防治高血压病的作用。

菊花的含钙量相当高，100克菊花中含钙可高达234毫克，与茶叶相近或相当，这在众多食物之中是少见的。有研究报告表明，降低日常膳食中钙的摄取量会引起高血压病。因而，每日坚持服食菊花饮品可源源不断地补充人体所需的钙成分，维持机体正常的钙平衡，不仅可使高血压病患者的血压稳定地降下来，而且可使其维持在正常的生理状态。

《御香缥缈录》中有一段记载，说的是慈禧爱吃白菊花，其具体做法是：先将花瓣放入矾水中浸泡1分钟，取出，用温水洗净，装在竹篮子里沥净水，煮食时，在小锅中放入原汁鸡汤，后投入薄薄的鱼肉片，再加菊花，煮5～6分钟，揭盖后加入佐料，即可食用。

菊花的食用方法很多，在食用菊花中，白菊花、黄菊花均可入肴，尤以白菊花独占鳌头。白菊花除作饮料服用外，还可烹制以清淡见长的美味佳馔。我国南方制的菊花酱、菊花小吃用料，也多取自白菊花。

菊花与药食兼用之品配伍，可制成煎剂、汤饮，或羹、或散，用于临床治疗高血压病，均有明显效果。有资料报道，黑龙江双城人民医院用银菊饮（银花、菊花等）治疗高血压病46例，血压降至正常者35例，治愈率达76.09%，其余病例服药10～30天后，自觉症状均有不同程度的好转。

服用菊花防治高血压病，贵在坚持，持之以恒。每日服食量以10克为宜，一般无特殊禁忌。菊花性凉，“气虚胃寒，食少泄泻之病，宜少用之”。这一点，我们应予以注意。

（2）荷叶

据临床报道，连服3个星期的荷叶煎剂，治疗高脂血症合并高血压病患者47例，降胆固醇总有效率超过90%。荷叶所含成分中，槲皮素可扩张冠状血管，改善心肌循环，并能短时间地降压。据有关资料报告，荷叶的浸剂和煎剂在动物实验中能直接扩张血管，起到中等程度降血压的作用。

我国已故著名老中医邹云翔教授，生前撰文论述四种老年性疾病防治时说：“高血压、心脏患者若血脂过高，体质丰腴肥胖，体重一百七八十斤左右的，来我处就诊时，我经常于方剂中加用荷叶三钱，冬令可用干的，服数十剂后，体重可减轻十多斤，甚至血脂高达600毫克以上的，也能逐渐恢复正常。在夏令，可用鲜荷叶煮粥食之，或用鲜荷叶代茶，皆有效。”

中医临证观察也表明，应用荷叶茶、荷叶粥，以及荷叶伍用的煎剂、汤饮防治高血压病，均有较好的效果。

(3) 葛根

葛根性味甘辛、平，有升阳解肌、除烦止渴、散郁火、降血压等功效，可扩张血管、张善循环、降低血压。临床上用葛根治疗高血压病患者头痛或项背不舒等症，常取得较好的效果。

高血压病、冠心病患者每日服食量以10～15克为宜。名医张元素说：“不可多服，恐损胃气。”《本草正》也认为，葛根“其性凉，易于动呕，胃寒者所当慎用”。这些提醒，人们应予以重视。

(4) 天麻

天麻对各类高血压病眩晕、头痛等有镇静止痛作用。在实际运用中，中医认为须辨证施治，要根据实际病情适当配伍有关降血压作用的食药兼用品，才能充分发挥天麻的药用保健价值。

(5) 决明子

现代已故名医叶橘泉提倡的老年人保健要点之中，就有“老人便秘常饮决明茶，并可防止高血压和血管硬化”这一条，这是有科学根据的。在实际应用中，若单味使用，可用30克；若在配伍中使用，决明子用量以15～20克最为合适。

(6) 何首乌

何首乌，即首乌，有赤首乌、交藤等异称，为蓼科多年生草本植物何首乌的干燥块根。我国大部分地区有出产，以江苏、河南、湖北为主产区。

秋冬二季采挖，洗净，切去两端，大者对半剖开，或切厚片，晒干或烘干，称生首乌；若以黑豆汁拌蒸，晒后变为黑色，称制首乌。何首乌以根入药为主，性味甘苦、涩，微温，归肝、肾经，功专养血滋阴、润肠通便、补肝肾、益精血，主治血虚及肝肾阴虚导致的头昏目眩、心悸失眠、腰膝酸软等症。

何首乌有养血益精、平补肝肾、乌须黑发的作用。《开宝本草》记载，何首乌可“止心痛，益气血”。李时珍《本草纲目》也说，何首乌“此物气温味苦涩……所以能养血益肝，固精益肾，健筋骨，乌髭发，为滋补良药。不寒不燥，功在地黄、天门冬诸药之上”。

《本草述》记载，何首乌“治脑卒中，头痛，行痹”。

《本草备要》也记载，何首乌“补肝肾，涩精，养血祛风”。

现代营养学研究结果表明，何首乌具有降压作用。

何首乌含锌量很高，以 100 克何首乌干品计，含锌量高达 42.1 毫克，这是一般食物所无法比拟的。因此，经常适量服食何首乌可不断补充机体的锌缺乏或不足，改善和提高人体锌/镉比值，这不仅可阻止动脉粥样硬化，而且可减少有害微量元素镉的积聚，并可从源头上降低或减少镉致原发性高血压病的发生率，大有益于高血压病的防治。

中西医学专家都认同，何首乌是益寿降压品，尤其适宜中老年高血压病合并高脂血症、动脉粥样硬化症患者长期服食。

（7）绞股蓝

现代中药研究资料表明，绞股蓝含有的营养成分十分丰富，而且有很高的药用价值。

绞股蓝与人参相比，它不但含有与人参相同的有效成分——皂苷，而且适应症远比人参广泛，且无人参过量服用易产生的副作用。

目前绞股蓝已成为备受青睐的保健品，对中老年人来说，是尤为适宜的常备保健妙品。它无毒，能降血压，增加冠状动脉和脑血流量，还能降低血脂，因此，对防治高血压病及高血压脑病如脑溢血等均具有重要意义。

服食绞股蓝的方法很多，剂型也较多，可将绞股蓝制成茶泡饮，亦可制成绞股蓝总苷片口服。在家庭食疗运用中，不但可制成茶、汁、粥、羹，而且可调配入汤饮、菜肴之中，尤其适合于中老年人服食。

(8) 枸杞子

我国历代医家都重用枸杞，认为枸杞性味甘、平，入肝、肾经，有滋肾润肺、补肝明目、补虚益精、清热祛风等功效。《食疗本草》记载，枸杞子“坚筋耐老，除风”。

《本草述》说，枸杞子“疗肝风血虚，眼赤痛痒昏翳”，“治脑卒中眩晕”。

王好古《汤液本草》也说，枸杞子“主心病嗌干，心痛”。

《本草通玄》记载，“按枸杞子平而不热，有补水制火之能，与地黄同功”。

《本草逢原》认为，枸杞能“降火及清头目”。这些论述都与防治高血压病有直接的关系。

现代研究表明，枸杞子确实具有降血压的作用，同时，枸杞叶的降压作用也十分明显。我国民间有“要得平肝风，枸杞常食用”的俗语，这是很有道理的。实际上，枸杞子和枸杞头已经是家庭常用的食疗、药膳的必备品。在筵席中，枸杞入馔成肴的多达几百种，其中有不少还是珍肴名点。

(9) 菟丝子

菟丝子具有一定程度的降压作用，我国古代医家对此早就作过充分的肯定，如明代倪朱谟的《本草汇言》说：“菟丝子，补肾养肝、温脾助胃之药也。但补而不峻，温而不燥，故入肾脏，虚可以补，实可以利，寒可以温，热可以凉，湿可以燥，燥可以润。非若黄柏、知母，苦寒而不温，有泻肾经之气；非若肉桂、益智，辛热而不凉，有动肾经之燥；非若苁蓉、琐阳，甘咸而滞气，有生肾经之湿者此也。如《神农本草经》称为续绝伤，益气力，明目精，皆由补肾养肝、温理脾胃之征验也。”而且，历代医书中的延缓衰老方剂多以菟丝子为主而组方。

由此可见，菟丝子可防治中老年高血压病，对中老年高血压病患者并发有冠心病、心绞痛者尤为适宜。

3. 常用的降血压药膳方

（1）葛根粥

葛根粉30克，粳米100克。

粳米淘净后，放入砂锅，加水适量，大火煮沸至粥将成时，调入葛根粉，改用小火煨煮15分钟即成。早晚2次分服。

本方具有平肝息风、清热解痉、降血压的功效。适用于高血压病，对高血压病患者伴有头痛、颈项强痛不舒者尤为适宜。

（2）半夏天麻白术粥

法半夏10克，天麻10克，白术10克，橘皮6克，粳米100克，红糖20克。

将半夏、天麻、白术、橘皮分别洗净，切片后同入砂锅，加水煎煮20分钟，去渣取汁，备用。将淘净的粳米放入砂锅，加水煮至粥将成时，调入药汁，加红糖后，以小火煨煮10分钟即成。早晚2次分服。

本方具有化痰泄浊、平肝降压的功效，适用于痰浊内蕴型高血压病。

（3）二花鲫鱼汤

菊花10克，槐花10克，鲫鱼1条（重约250克）。

将菊花、槐花分别洗净，放入碗中备用。鲫鱼剖杀，去鳞、鳃、内脏，洗净后，将绍酒、酱油轻抹在鲫鱼身上，放置片刻，入砂锅，加清汤适量，大火煮沸后，加葱花、姜末，改用小火煨煮30分钟，加菊花、槐花，继续煨煮10分钟，加精盐、味精各少许，煮沸即成。佐餐当菜，随意食用，菊花、槐花也可同时嚼服。

本方具有平肝潜阳、泻火降压的功效，适用于高血压病，对肝阳上亢、肝火上炎型高血压病尤为适宜。

（4）枸杞炒虾仁

枸杞子15克，虾仁200克。

将枸杞子洗净，用温水浸泡，备用。虾仁冲洗干净，滤干。炒锅置火上，加植物油烧至七成热，倒入枸杞子与虾仁，加黄酒、葱花、姜末，反复翻炒，待虾仁炒熟后，放入精盐、味精各少许，略炒即成。佐餐当菜，随意食用。

本方具有双补阴阳、滋养降压的功效，适用于阴阳两虚型高血压患者。

(5) 首乌鸽蛋

制首乌 30 克，生地黄 15 克，熟地黄 15 克，鸽蛋 4 枚。

将制首乌洗净切片，与生地黄、熟地黄加水浸透，同入砂锅，加水适量，放入鸽蛋共煎至蛋熟去壳，再回入原汤中，煮沸 20 分钟，过滤去药渣，取出鸽蛋放入汤汁即成。早晚 2 次分食，吃鸽蛋饮汤汁。

本方具有滋养肝肾、降血压的功效，适用于肝肾阴虚型高血压患者。

(6) 淫羊藿鹌鹑蛋

淫羊藿 15 克，鹌鹑蛋 6 枚。

将淫羊藿洗净，切碎，与鹌鹑蛋同入砂锅，加水适量共煎至蛋熟去壳。再回入原汤中，煮沸 15 分钟，过滤去药渣。取出鹌鹑蛋放入淫羊藿汤汁即成。每日 2 次，每次吃 3 枚鹌鹑蛋，淫羊藿汤汁随同服食。

本方具有温肾补阳、滋养降压的功效，适用于阴阳两虚型高血压病患者。

(7) 天麻炖乳鸽

天麻 15 克，乳鸽 1 只（约 250 克）。

将天麻用淘米水浸泡 2 小时，洗净后切片，备用。乳鸽宰杀后，去毛、内脏及爪，洗净后用黄酒及少许精盐抹一下，片刻后，用清水略冲，将乳鸽放入蒸碗内，加葱花、姜末及鸡汤或清汤，放入天麻片，上笼，大火蒸约 1 小时，取出加精盐、味精各少许，拌和即成。佐餐当菜，随意服食，吃鸽肉喝汤，同时嚼食天麻。

本方具有平肝息风、定惊潜阳、降血压的功效，适用于肝阳上亢、肝风内动型高血压病患者。

(8) 绞股蓝炖乌龟

绞股蓝20克，乌龟1只（约200克）。

将乌龟宰杀，去头、爪和内脏，洗净后备用。绞股蓝拣杂，洗净，切段后放入纱布袋中，扎口，与乌龟同放入砂锅，加水适量，先用大火煮沸，加黄酒、葱花、姜末，改用小火煨炖1小时，待龟肉熟烂，加精盐、味精，调和均匀即成。佐餐当菜，随意服食。

本方具有滋阴补阳、降脂降压的功效，适用于阴阳两虚型高血压病患者。

(9) 石决明煲牡蛎肉

石决明30克，牡蛎肉150克。

将石决明敲碎，洗净，放入多层纱布袋中，扎紧袋口，备用。将牡蛎肉洗净，切成片，与药袋同入砂锅，加水用大火煮沸，加黄酒、葱花、姜末，改用小火煲1小时，待牡蛎肉熟烂，取出药袋，加精盐、味精各少许，调匀即成。佐餐当汤，随意服食。

本方具有平肝潜阳、降火降压的功效，适用于肝阳上亢型高血压病患者。

(10) 菊花煲鸡丝

菊花30克，鸡脯肉300克，火腿丝25克。

将菊花洗净，选出外形完整的花瓣10克，用沸水稍泡片刻，捞出备用。余下的菊花入砂锅，加水浓煎20分钟，过滤取药汁浓缩至50毫升。将鸡脯肉除去白筋，洗净，剖片后切成细丝，用蛋清、水淀粉调成糊抓匀上浆。锅置火上，加植物油烧至六成熟时，放入鸡脯丝、火腿丝，急熘划开，加黄酒后再翻炒片刻，加水适量，倒入药汁，改用小火同煲30分钟，待鸡丝、火腿丝熟烂时，加菊花瓣、精盐、味精、麻油，拌和均匀即成。佐餐当菜，随意服食。

本方具有滋养肝肾、泻火降压的功效，适用于肝火上炎、肝肾阴虚型高血压病患者。

第五章　高血压的预防与自我保健

一、高血压的预防

（一）预防高血压的总原则

俗话说“得病如山倒，去病如抽丝”。一旦得了高血压，想治愈就很难了。因此，我们要树立以防为主的思想，做好高血压病的预防工作。未病的人可以预防高血压病的发生，有病者可以防止病情的发展和恶化。预防要注意以下几方面。

1．劳逸结合

高血压病以脑力劳动者得的较多，而从事体力劳动或经常做运动锻炼的人患病较少。因此，一切从事脑力劳动的人，都要参加一定的体力劳动，可使肌肉和周围的血管舒张，并有利于大脑疲劳的恢复，防止血压的升高。

2．起居有常

生活要有规律，按时作息，饮食有节，有足够的睡眠时间，使大脑的疲乏现象及时解除，从而使机体的新陈代谢减低，心跳变慢，周围血管舒张，血压相应下降。

3．恬淡虚无　要精神愉快，心情舒畅，做到“志闲而少欲，心安而不惧”，保持健康的情绪。要尽量避免对中枢神经有不良刺激的各种因素，经常参加文娱活动和必要的体育活动。

已患有高血压病的人，病已得，则安之。只要尽量治疗，使血压维持在比较正常的水平，从而避免血压过高引起的小动脉硬化，那么心脏、肾脏以及脑血管的损伤就可避免，其预后是良好的，患者仍然可以健康地生活和工作。如果治疗不及时，病到晚期，也不要过于忧虑，采用降血压药物和其他有效措施，使血压下降到一定水平，也能减轻上述器官的损害，阻止或延缓病情的发展，预后不会太坏。

（二）高血压并发症的预防

高血压并发症对患者的生命和健康带来极大威胁，但并不是不可预防的。只要方法得当，防患于未然，至少会减少发作的机会。

1. **便秘的预防**

长期便秘会引起全身不适，影响高血压病患者的精神稳定，不利于高血压病患者的病情控制。有些高血压病患者用力大便时，常因血压升高发生脑血管破裂出血，导致脑卒中的发生，伴有脑动脉硬化的高血压病患者更易发生。

便秘是人体消化运动功能紊乱的一种疾病，颇为顽固。除了食物过于精细、缺少水分及纤维食物外，还可因消化道中的消化酶分泌减少，肠蠕动功能降低或精神心理因素、环境变化等打乱生活规律所致。某些影响肠蠕动的药物，如镇静安眠药及降压药胍乙啶等也可导致便秘。

对器质性便秘，主要针对原有疾病进行治疗；对于功能性便秘，要养成每日大便的习惯，起居定时，生活规律，多食含纤维素多的蔬菜水果，多饮水。饭后活动或散步，可加强肠蠕动功能。

高血压病患者大便不畅时，千万不可过分用力屏气，必要时可用润肠通便的药物。便秘顽固时可服用中药麻仁丸、通便灵、通泰胶囊等，也可服用安定片以调节植物神经的功能。如大便习惯突然改变，还应及时到医院检查，以排除肠道其他疾病。

2．脑出血的预防

美国科学家提出，血压越高脑出血的发生率也越高，如果同时合并有高血脂、糖尿病及左心室肥厚，则脑出血发生的危险性更高。出血形成的血肿会压迫脑组织造成脑水肿，引起颅内压升高，影响颅内血液和脑脊液循环，使脑水肿加重，导致脑组织移位而发生脑疝或继发性脑干出血、坏死，这是高血压并发脑出血常见的死亡原因。

积极控制高血压，减轻体重，限制钠盐摄入，戒烟，避免长期过度紧张，避免重体力劳动和剧烈的情绪波动，对于脑出血的预防极其有益。因为若仅单纯用药物预防脑出血，而不积极控制血压，只会有害无益。

3．脑梗塞的预防

一般来说，年龄在 40 ~ 50 岁以上、高血压、高脂血症、冠心病、心脏扩大、心律失常、糖尿病、短暂性脑缺血发作、脑梗塞家族史等条件中，具备两项以上的高血压病患者容易并发脑梗塞。

下面几点对高血压病患者预防脑梗塞的发生有参考意义。

（1）积极控制高血压：血压明显波动会促进脑血管破裂出血。

（2）重视短暂性脑缺血的发作：高血压病患者出现短暂性脑缺血常常是脑梗塞的先兆表现，应立即抓紧治疗，可避免脑卒中的发生。

（3）重视脑梗塞的先兆征象：当高血压病患者出现头痛、头晕、短暂性意识不清、肢体麻木、视力模糊、说话不清时，应抓紧治疗，可以防止发生脑梗塞。

（4）去除脑梗塞的诱发因素：高血压病患者发生脑梗塞的诱发因素常见有情绪激动、精神紧张、焦虑不安、过度疲劳、用力过猛、饮食过饱、气候骤变、吸烟、饮酒、大便用力、睡眠不足等，这些因素均可诱使高血压病患者血压升高或出现明显波动，从而导致脑梗塞的发生。

（5）定期检查：高血压病患者应定期到医院检查血压、心电图、血糖、血脂等，一旦发现异常应立即治疗。

（6）其他：坚持锻炼，多吃瓜果蔬菜，避免性生活过度。

4. 心绞痛的预防

心绞痛发生的原因是心脏冠状动脉狭窄、供血不足，心肌缺血缺氧造成的。患者常感胸骨后疼痛，呈紧闷或压迫样。劳累、情绪激动、饱餐、寒冷等可诱发心绞痛发作。心绞痛的发作甚至可威胁生命。所以，对高血压并发心绞痛的患者应从以下几个方面采取积极的防治措施。

（1）积极治疗一切能引起心绞痛发作的疾病，控制血压，降低血脂，防止冠心病发生等。

（2）避免过度劳累，排除不良的精神刺激因素，保持乐观的情绪。时间要安排得当，不宜过分匆忙，平时应经常参加轻体力劳动或适宜的体育锻炼。

（3）饱餐会增加心脏负担，应避免暴饮暴食，尤其在夜间睡前不宜多食。

（4）寒冷能使血压升高，增加心脏负担，故冬天应注意保暖，避免逆着大风而行。

（5）吸烟会使血压升高、心跳加快而加重心脏负担，同时吸烟还能引起冠状动脉痉挛，减少心肌血液供应，故应戒烟。

（6）高血压病患者如近期内频繁发生心绞痛，在参加比平时劳累的活动时，为预防发作，可事先服用硝酸甘油类制剂和降压药。

（7）外出旅游前应进行体格检查，并在得到医生同意后方可行动，同时携带必要的药物。

（8）性生活要节制，不宜过度。

（9）不宜滥饮含酒精的饮料。

5．心肌梗死的预防

高血压病患者发生心肌梗死后，近期和远期病死率高的原因可能与高血压使心肌梗死的严重并发症增多有关。

随着医学科学的发展，大多数心肌梗死的高血压病患者可被抢救过来，但恢复后仍有复发的可能。如何防止心肌梗死的复发，应注意如下几点。

（1）定期检查，尤其是在发生心肌梗死后的第一年。积极治疗原发病，控制高血压，降低血脂，戒烟，忌酒。

（2）重视心肌梗死前的预兆，及时处理。

（3）在医生的监护和指导下进行适当的体育锻炼。

（4）劳逸适度，避免重体力劳动，避免情绪过分激动。

（5）以低脂、低盐、易消化、维生素丰富的食品为宜，少量多餐，不宜过饱，保持大便通畅。

（6）感染也会诱发心肌梗死，故冬春季要预防呼吸道感染，夏秋季要预防胃肠道传染病。

（7）高血压病患者发生心肌梗死后的恢复期内，要将性生活控制在生理要求的最低水平。

（三）更年期妇女的高血压预防

妇女更年期是性机能衰退的生理过渡阶段。此期妇女的卵巢功能逐渐衰退，雌激素水平下降，出现内分泌功能失调，心血管系统不稳定，植物神经功能紊乱，人体情绪不稳，易出现面潮红、多汗、血压高、心率快、心律不齐等症状。

人们常说，这个阶段过不好，会出现高血压病、高血脂、动脉硬化等疾病。如何来预防呢？首先从饮食入手，合理的饮食调节有助于防病。

1．低脂低胆固醇饮食

更年期妇女由于体内雌激素水平下降，常可引起高胆固醇血症，从而促进动脉硬化的发生。这就是必须注意膳食中脂肪和胆固醇的摄取。以进低脂、低胆固醇饮食为好。

食物中胆固醇大致分布情况为，动物性脂肪组织（肥肉）比肌肉组织（瘦肉）含量高，甲鱼、蚌肉、蟹黄及乌贼含量较高，每100克可食部分含胆固醇100～400毫克，动物内脏也含100～500毫克。动物脑和脊髓的胆固醇含量特别高，每百克含胆固醇可达数千毫克。蛋类胆固醇含量也很高，但主要分布在蛋黄中，蛋白几乎不含胆固醇。

所以更年期妇女应选择植物油及蔬菜、水果、瘦肉、鱼类等少胆固醇食物，大豆及其制品良好的蛋白性食物，含纤维丰富及有降压降脂作用的蔬菜，如洋葱、香菇、木耳等。

2．控制过多能量的摄入

更年期妇女容易发生肥胖，更年期和绝经期妇女的肥胖占15%左右，这可能是更年期内分泌环境改变所致。肥胖常会导致脂类代谢异常，促进动脉硬化的形成和发展，增加心血管疾病的发病率。

所以，更年期妇女应该常进行适当的体力劳动和锻炼，同时注意节制饮食，特别要控制高脂肪和高糖的摄入，以避免多余热量进入体内。蔬菜、水果、咖啡、茶叶中含较少的糖类、较多的纤维素和一些降脂物质，可经常食用。

二、高血压的自我保健

（一）日常生活十四项注意

如果你患有高血压病，千万不要着急。只要能科学地安排每天24小时的生活，注意保健，轻度高血压病不难治愈，即使严重高血压病，也可以提高药物治疗的效果。高血压病患者在日常的生活起居中应注意14个环节，在此简称“14项注意”。

1．**适应自然**

人类生活在自然界中，必须适应自然界的变化。如衣着方面，应根据不同季节，及时增减衣服；住房内应阳光充足，防潮防湿，空气流通；住房周围有条件时，宜种些花草树木。

2．**定时作息**

生活应规律化，按时起床、进食、活动、学习及就寝，要按照人体生物钟的节律作息和活动，这样有利于预防高血压病及其并发症的发生。

高血压病患者由于大脑皮层生理功能紊乱，往往睡眠质量不佳，为了保证睡眠时间及睡眠质量，应注意以下事项。

▲晚餐应吃清淡易消化的食物，进食切勿过多、过饱，避免过量饮酒，以免引起腹部饱胀不适，影响睡眠。

▲睡前看书看报不要时间过长，更不要看情节紧张或使人激动、兴奋的电视和电影等。

▲临睡前用温水洗脚，这样有助于睡眠。

▲午睡时间不宜过长，否则会影响夜间睡眠。

▲每日睡眠时间应因人而异，以醒后疲劳感消失，周身舒适，精力充沛，头脑清醒，能很好地工作和学习为准。

3．**缓慢起床**

早晨醒来，不要急于起床，先在床上仰卧，活动一下四肢和头颈部，使肢体肌肉和血管平滑肌恢复适当张力，以适应起床时的体位变化，避免发生头晕。然后慢慢坐起，稍活动几次上肢，再下床活动，这样血压不会有大的波动。

4．**温水洗漱**

过热、过凉的水都会刺激皮肤感受器，引起周围血管的收缩，进而影响血压。30℃～35℃的温水洗脸、漱口最为适宜。

5．**适当晨练**

高血压病患者不宜做剧烈运动，宜选择散步、柔软体操、太极拳之类的活动，可增强血管的弹性，缓解全身中小动脉的紧张，有利于降压。

6. 耐心排便

切忌排便急躁、屏气用力，那样有诱发脑出血的危险。尽量选择坐便，因为蹲位易疲劳。如习惯性便秘者，要多吃蔬菜、香蕉等含纤维素多的食物。

7. 早餐清淡

一杯牛奶或豆浆，两个鸡蛋或两片面包或半个馒头，加清淡小菜即可。不可过饱，也不可不吃。

8. 切勿挤车

高血压病患者无论上班、下班或外出，都尽量避免挤公共汽车，最好步行或骑自行车，把途中的时间留得宽裕从容些。

9. 工作有张有弛

在患高血压病的人中，所谓认真类型的人无论如何白天工作中血压都有升高的趋势。但如果在工作中注意以下几件事情，就能阻止血压升高。

首先，持续工作之后，闭上眼睛打5~10分钟盹，或者做5~6次深呼吸。这样，副交感神经变得活跃，能够缓解精神紧张。实际上，仅是打盹或深呼吸，在很多情况下血压就能降低15~20毫米汞柱（1.9~2.6千帕）。

因为会议最高潮很容易使血压升高，所以即便没有尿意，中途也请时常去趟洗手间，松弛一下。如果在洗手间伸伸懒腰，打个呵欠，做点简单的体操，效果就更佳。有时也可以借口去洗手间，而在阳台上呼吸一下室外空气。

如果在会议中常易发火，请在想发火的时候离开座位。然后另外也可以坐在座位上，考虑些别的事情。

10. 中午小睡

午餐后稍微活动一下，然后应小睡一会儿（0.5~1小时）。无条件午睡时，可坐在沙发上闭目养神或静坐，这样有利于降压。

睡觉的姿势是保证睡眠质量的重要因素之一，高血压病患者睡觉应选择一个适宜的姿势。睡觉的姿势分三种，即仰卧、俯卧和侧卧，个人可以根据自己的习惯选择，不能强求一律。对一般人来说，以取双腿弯屈、右侧卧位最为适宜。这样全身肌肉可以得到最大程度的松弛，肝脏也处在自然位置，更不至于压迫心脏，而且有利于胃内食物向十二指肠运行。

实际上，每个人的睡眠姿势是不能一夜不变的。据观察，一般人睡觉每 10 ~ 12 分钟就会不自觉地改变一次睡眠姿势。睡眠时用的枕头不宜过高或过低，一般高度按下列公式计算：

枕头的高度 =（肩宽 - 头宽）÷2

若不用枕头或枕头过低，则流入头部的血液就增多，这对高血压病患者是不利的。再者，不用枕头或枕头太低，侧卧睡眠时头部与床面间的距离为 6 ~ 15cm，需要依靠颈椎的侧弯来代偿，这样会使一侧颈肌过分牵拉，而发生痉挛，造成“落枕”。同时，颈部肌肉被动性紧张，也影响睡眠。

11. **晚餐宜少**

晚餐宜吃易消化食物，除干饭外，应配些汤类或粥类。进水量不足，可使夜间血液黏稠，促使血栓形成。

12. **注意清洁卫生**

良好的卫生习惯是增进身体健康的重要因素。中国有句古语：黎明即起，打扫庭院，勤于沐浴。这就是教育人们要养成良好的卫生习惯。

13. **戒除不良习惯**

高血压病患者应戒烟，避免饮酒及暴饮暴食等。

14. **节制性欲**

和谐的性生活能使人感到心情愉快，精神饱满；放纵的性生活易造成疲乏无力，精神萎靡不振，久而久之还可引起早衰和短寿。性生活次数可根据每个人的生理状况和特点而定，中年以后可以数周一次，甚至数月一次。

（二）自我保健运动

对于高血压病患者来说，应十分重视早晨起床后和晚上睡觉前的身体活动，只要坚持做好就会使身体舒适、心情愉快、精神松弛，有利于疾病的康复。这些活动其实很简单，主要包括以下几项。

1．床上的运动

早晨醒来，先在床上静卧十几分钟，然后进行必要的床上运动：伸展四肢，以双手相揉搓，活动指关节，然后进行“干洗脸”动作20～30次。这些动作程序能够使患者从睡眠到起床有相对过渡的适应阶段，不致因突然起床头晕而摔倒，也避免因起床动作过快引起血压波动造成身体不适或发生意外。

2．卫生间的运动

刷牙、漱口、洗脸、梳头是每个人不可缺少的活动。对于高血压病患者来讲，其意义不仅在于清洁，而且是一项十分有益的运动。刷牙过程动了上肢；漱口后的咳嗽运动，有利于肺泡的扩张，以及把呼吸道的痰嗽出；洗脸时可顺手按摩面部；梳头可使头皮的血液循环，同时梳头的上肢抬举动作，可活动关节和肩背部的肌肉。

3．户外运动

根据自身的健康状况，选择户外锻炼项目，如散步、慢跑、做操和气功等。早晨户外运动为一天的生活工作奠定了基础。

4．晚间保健运动

除重复早晨卫生间的整套活动外，有条件的高血压者在睡前洗个盆浴，能使全身的血管扩张，有利于睡眠。上床后做一套静卧功法，具有调整气血、舒通经络、改善精神情绪的作用。

其具体方法是：平卧在床，枕头一拳高为宜，全身放松；双手指自然并拢，双手掌叠置于丹田部位（男左手在下，女右手在下）；双目微闭，舌抵上腭，呼吸均匀深细而长；意念首先集中于印堂穴（两眉之间），意念中有一白色光点从印堂开始慢慢下移到鼻尖经膻中穴最后到达丹田穴（脐下三指处）。意念可往返进行。每次静卧30～40分钟。此功法不仅有助于高血压病的康复，对神经衰弱、冠心病、胃肠道系统的疾患也非常有益。

为了便于记忆，不妨熟记下列四句口诀：**自然仰卧全身松，双掌重叠下腹中。意念集中呼吸匀，朦朦胧胧入梦境。**

晨起与晚睡是人体两个不同活动状态的转折点，做好自身的调整、整顿，使肌体的弛张有一个渐渐的转化过程，这对于高血压病患者稳定情绪、放松机体、调整血压非常有益。

（三）健康生活宜忌

1. 注意居室环境

长时间生活于噪声很大的环境中，不仅使人情绪变坏，而且血压值明显高于生活在清静环境中的人。国内外对噪声的研究证实，噪声影响人的情绪，损害神经系统和心脑血管的功能，是导致血压升高的重要原因之一。因此，生活在一个比较清静的环境中，会使人心情舒畅，容易消除精神紧张、解除疲劳，使血压渐趋稳定或有下降的可能。

居所前有空地的高血压病患者，可根据地面形状、大小，酌情种植一些花草、苍松翠柏，不仅可使人心旷神怡，而且这些绿色植物是制造氧气的自然加工厂，它们有吸声作用，可减少噪声的干扰。

另外，高血压病患者还应注意居室的卫生。居室卫生是多方面的，一般是指要有适宜的温度、湿度和良好的通风，室内物品合理布局等。室温一般应保持16℃～24℃（夏季可高些，约为21℃～32℃）。室内相对湿度以50%～60%为好，冬季最好不低于35%，夏季不大于70%。湿度过高时可加强通风使湿度降低；湿度过低时可洒水，冬季可烧水让热汽蒸发避免过于干燥。

另外，要注意通风，还要有合理的照明。居室的陈设装饰应以简单、实用整齐、留有一定的活动余地为宜。因为活动空间窄小会使人感到压抑、烦闷。

对于高血压病患者来说，居室的窗帘、床罩、墙围等都以淡绿、淡蓝等柔和而偏于冷色的色调为宜，切忌色调过于浓重、热烈或令人兴奋的大红颜色等。房间内的视听设备放音不要过大，以安静舒适为宜。

应该提及的是，室内摆放花草不宜过多。寄情于红花绿叶之间是一种美的享受，而且花草可以使居室别有一番意境。但是绿色植物在暗处进行呼吸作用，需要吸入氧气，排出二氧化碳，这与白天植物在阳光照射下进行光合作用正好相反。如果室内摆放大量花草，夜间就会放出较多的二氧化碳，并使氧浓度减低，这对于高血压病患者是不利的。

还有的高血压病患者从养病角度出发，往往愿意“躲”到一个十分安静的地方静养。岂不知，把自己与世隔绝，久而久之，孤独、寂寞的处境会使人失去生活乐趣，丧失生活信心，这种心境会使人的健康状况日趋下降，对疾病的治疗也是不利的。

2. 正确洗浴

水温过热或过冷均会引起皮肤血管的收缩，导致血压的上升。不产生热感或冷感的水温（35℃ ~36℃）能够减轻高血压病患者的交感神经兴奋性，有助于降低血压。普通的高血压病患者在温水浴时注意下列事项。

（1）不宜饭后立即洗温水浴

由于进食后大量的血液流向消化系统，如果高血压病患者此时洗温水浴，会因皮肤血管的扩张和血流量的增加导致大脑和心脏的供血减少，发生心、脑血管意外。

（2）洗澡时不宜动作过猛过快

高血压病患者，特别是老年高血压病患者的血管均有不同程度的硬化，如果突然下蹲或身体前倾过猛，容易发生脑血管意外或心肌缺血。

(3) 水温不宜过热

水温过热会使皮肤血管扩张，引起血压下降，易发生心、脑血管意外。

(4) 入浴时间不宜过长

特别是在用煤气、天然气等热水器的浴室内，时间一长，空气中氧含量会发生明显的下降，二氧化碳的含量会明显升高，易使高血压病患者诱发心绞痛。

(5) 酒后或过度疲劳时不宜入浴

酒后入浴可使血液中的葡萄糖在洗澡时因全身活动和血液循环加快而大量地消耗掉，同时酒精又能妨碍血液中葡萄糖的恢复，伴有高胰岛素血症的高血压病患者更不容易恢复血液中的葡萄糖水平，易引起休克，甚至危及生命。

(6) 老年高血压病患者不宜独自入浴

老年高血压病患者在洗浴时应有人陪伴、扶持，以防意外，并便于及时得到抢救。

(7) 不宜到公共浴室去洗温水浴

因为公共浴室内的水温通常都比较高，明显地超过体温，并且通风设备都比较差，使人感到闷热，呼吸不畅，这样会使血压明显地上升，特别是中、重度的高血压病患者更不宜去。应在家里或设备条件比较好的浴室去洗温水浴，并控制适当的水温。

3. **适度娱乐**

麻将、轮盘赌、围棋、象棋、扑克、纸牌、赛马、赛车这些游戏和赌博活动，既能调节人们的情绪达到娱乐的目的，又可以造成一定程度的精神刺激，使人紧张和兴奋。太在意胜负，人就会失去冷静，会迷恋，完全陷进去，这样一来，参加游戏和赌博的人往往会情绪高涨，精神紧张，兴奋传递给交感神经，就会使血压上升的物质去甲肾上腺素分泌出来。精力集中时手心一般会湿漉漉的。这种手心握汗的状态，就是由分泌的去甲肾上腺素导致的。因此，建议患高血压病的朋友尽量远离赌博性娱乐活动。

4. **谨慎上下楼梯**

人们总是瞧不起等电梯的年轻人，认为上下楼梯是锻炼身体最好的方法。这对血压正常的人来说是非常好的，但对血压高的人来说，反而是危险的行为。

一般来说，下楼梯时对人体的影响较小；上楼梯时，因为要抬起自己的身体，可以说是相对剧烈的运动。这对于有高血压病的人来说，会导致不良的后果。

正常的人，血管年轻，有弹性，有充分的适应性。与之相比，高血压病患者的血管弹性不佳，甚至完全失去伸展性，适应性弱，恢复到原来状态需要很长时间。上楼梯会在短时间内使血压上升，给人身体带来很大负担，而且有高血压病的人，一旦血压上升，是很难下降的。如果血压上升幅度增大，而且恢复时间迟缓的话，对于高血压病患者来说，那就是危险时间的延长。

所以，应该根据自己的健康状态、体力，留心做适当水平的运动。

（四）重视冬季保健

高血压病是中老年人的常见病、多发病，尤其冬季更容易发病。这是因为：低温可使体表血管弹性降低，外用阻力增加，使血压升高，进而导致脑血管破裂出血；寒冷的刺激还可使交感神经兴奋，肾上腺皮质激素分泌过多，从而使小动脉痉挛收缩，增加外周阻力，使血压升高；寒冷还可使血液中的纤维蛋白原的含量增加，血液黏稠度增高，促使血液中栓子的形成。因此，高血压病患者尤其在冬季要注意做好自我保健，预防中风发生。

1. **注意防寒保暖，避免严寒刺激**

特别是当寒潮袭来，气温骤降时，要注意及时添加衣服。在饮食上应当多吃一些热量高和营养丰富的食物，如瘦肉、鸡、鱼、乳类及豆制品，少吃油腻食物，禁忌烟酒，并应保持大便通畅。

2．坚持体育锻炼，提高耐寒能力

可参加一些力所能及的文体活动，如户外散步、打太极拳、气功等。

3．适当控制情绪，谨防过度疲劳

极度愤怒或紧张都可诱发脑卒中，因此，高血压病患者要保持乐观愉快的心情。切忌狂喜、暴怒、忧郁、悲伤、恐惧和受惊。

4．坚持经常服药，保持血压稳定

高血压病患者服降压药时不可随意停服，特别服氯压定、心得安、甲基多巴等降压药时更应注意。据报道，如果突然停药，约有5%左右的患者可在40小时左右出现血压大幅度反跳。因此，高血压病患者应在医生的指导下，坚持服用相当长时间的维持药量，使血压保持在较理想的水平。

5．经常体格检查，预防和治疗并发症

在冬季易患流感、鼻炎、咽喉炎、扁桃体炎、气管炎等，故应注意预防和积极治疗，并应经常测量血压。有条件者，还应定期进行血脂、血糖、心电图、脑血流图等检查，若发现异常，及时处理。

6．谨访上厕所时脑卒中

在厕所引起脑卒中发作的主要原因，是由于排便时用力而使血压上升。高血压病和高龄的人，尤其要注意脑卒中的发生。如果便秘，在排便时用力几次，血压就会上升。另外，连续便秘会产生焦虑情绪，那也是血压上升的原因。所以每天注意充分摄取含纤维素的蔬菜、水果，在有便意的时候，应留心准备出能慢慢排便的充裕时间。

（五）正确对待性

1．性冲动是高血压病患者的禁忌

高血压病患者中，害怕性生活并对其敬而远之的人好像不少。那么实际上，血压在性高潮中是如何变化的呢？

据了解，20～44岁的男性，在夫妻做爱期间，脉博会由安静时每分钟66次左右增加到高潮时的120次，瞬间还能达到185次。伴随着脉搏的增加，安静时为120毫米汞柱（16千帕）的收缩压，高潮时会达到162毫米汞柱（21.6千帕）。

但是，对婚姻生活长的50～60岁的男性进行调查，结果发现，高潮时的瞬间脉搏数只为120次。所以据推测，中老年以后进行夫妻性生活时，血压的变化并不是很大。所以害怕性生活是不必要的。

实际上，据美国一份资料表明，在由于心脏病发作引起的突然死亡中，所谓“腹上死”的情况不到10%。不过，收缩压在180毫米汞柱（24千帕）以上的患者，以及有冠状动脉疾病、脑动脉疾病、糖尿病等并发症的人，则应更加注意克制自己的性冲动。

以上说的都是夫妻间的性生活，对配偶以外的人产生的性冲动就另当别论了。据说，70%～80%的“腹上死”是在与配偶以外的人性交中发生的。

2. **过适宜的性生活**

高血压病是一种慢性疾病，病程持续很长，在这样长的时间内，过性生活是不可避免的。

那么，高血压病患者是否就不能进行正常的性生活呢？当然不是，他们的性生活必须根据具体病情来决定。一般来说：Ⅰ期高血压病，血压虽有时增高，但可降至正常或接近正常，且没有因高血压病引起的心、脑、肾等并发症，这种高血压病患者可以与正常人一样过性生活；Ⅱ期高血压病不仅血压较高，并有轻度心、脑、肾等并发症，必须在药物保护下，进行有节制的性生活；而Ⅲ期高血压病患者由于血压明显升高，持续不降，有明显头痛、胸闷、心前区不适、肾功能减退等并发症，这种患者应停止性生活。

总之，高血压病患者应尽量把性生活控制在生理需要的最低限度，而且性交时，必须避免剧烈活动和长时间，切忌饱餐饮酒后行房。若在性交时出现胸痛、头痛、头晕、气急等现象时，应立即停止性交，并采取服降压药等措施，严重时可去医院救治，以免发生意外。

（六）慎服避孕药

自20世纪60年代初广泛使用口服避孕药以来，人们一直注意口服雌孕激素避孕药对生育年龄妇女的利弊，特别是避孕药对高血压病、心脏病患者的不利影响。对此，国外有学者进行了大量前瞻性研究，结果发现，服用复方雌孕激素避孕药2～5年的妇女，血压升高比不服药者高2.6～5倍。有的人服药6个月即可引起血压升高，发生率平均在5%左右，甚至高达17%。

由于口服避孕药有使血压升高的危险，所以，近年来有学者对避孕药的成分和剂量进行对比研究，他们发现，在服用低剂量避孕药（含炔诺酮0.4毫克和炔雌醇35微克）两年后，收缩压和舒张压与原来水平相比未升高，表明服用雌激素低的避孕药不会使血压升高。

目前，我国生产的避孕药雌激素的含量都较低，对绝大多数人来说危险性不大。但是，如果口服避孕药的妇女，同时患有高血压病、糖尿病、偏头痛、高脂血症时，由于她们的血液黏度本来就比一般人高，为安全起见，最好不服避孕药，改用其他避孕方法。

（七）外出旅游的注意事项

外出旅游与在家运动不一样，外出旅游常会带来疲劳、紧张和饮食起居的不规律，登山、下洞不像平地跑步那样轻松自如，往往需要花很大的气力，这对于中、重度高血压病患者，特别是有并发症的高血压病患者来说肯定是不适宜的。但是若去海滨、园林等处旅游，只要旅途安排舒适，普通的高血压病患者还是可以去的。

高血压病患者外出旅游应注意如下几点。

1．外出旅游前应做一次必要的体格检查

病情稳定的高血压病患者，旅游的安全性就好一些。若发现下列情况，则不宜外出旅游：近期内血压显著升高或发生明显的波动，反复发作心绞痛，心功能不全，严重的心律失常等。

2．外出旅游应有人陪同

特别是老年高血压病患者更应有年轻人陪同一起去，同时带上必要的降压药和硝酸甘油等，并按时服用，使血压保持在较稳定的水平。

3．旅游过程中不要过分疲劳

一般乘坐飞机比较好，因飞机速度快，稳定性能好，设备齐全，座位舒适。车或船则均不如飞机。有人乘车会发生晕车，出现恶心、呕吐，导致血压升高。乘车前不宜吃得过饱，出发前半小时服用预防晕车的药，如乘晕宁等。到达旅游地点后应立即休息，避免立即进行大量的活动。饮食不宜过分油腻，不宜过饱。晚上应当早睡、睡好，以消除疲劳，恢复体力。

4．及时就医

如一旦发现不适，应及时处理或到当地医院治疗，不可耽误，以免发生危险。